Gesunde Entgiftung
mit Zeichen

PraNeoHom®
Praxisorientierte Neue Homöopathie

Hinweis für den Leser

Die in diesem Buch vorgestellten Informationen sind sorgfältig erarbeitet und geprüft worden. Dennoch kann keine Garantie übernommen werden. Die von der Autorin vertretenen Auffassungen in Bezug auf Krankheiten und ihre Behandlung weichen teilweise von der allgemein anerkannten medizinischen Wissenschaft ab. Jeder Leser ist aufgefordert, in eigener Verantwortung zu entscheiden, ob und wie die in diesem Buch vorgestellte Methode für ihn eine Alternative bzw. Ergänzung zur Schulmedizin darstellt. Eine Haftung der Autorin für Nachteile oder Schäden ist ausgeschlossen. Bitte beachten Sie in jedem Fall die Grenzen der Selbstbehandlung

Impressum

Texte: Layena Bassols Rheinfelder, Britta van Mehren (S. 81 - 84)
Umschlag, Gestaltung und Satz: Frank Fischer, www.grafik-fischer.de
Lektorat: Hanna Westerhoff, Augsburg

Relaunch vom Lehrbuch Band 3 der Serie PraNeoHom Lehrbücher
ISBN 978-3-940089-13-7
3. Auflage 2019
PraNeoHom Verlag, 86911 Dießen, www.praneohom.de

Bildnachweis:
Frank Fischer (S. 41, Karten Informationsübertragung S. 46ff),
Alvina M. Kreipl (S.28, S. 29, S. 43, S. 49, S. 72)

Gesunde Entgiftung mit Zeichen

PraNeoHom®
Praxisorientierte Neue Homöopathie

Allergien, Unverträglichkeiten, Mykosen, Amalgam
Umweltgifte, Zahnmeridian, vegane Ernährungsweise,
Testlisten

Inhalt

Einführung: Entgiftung durch Ausleitung

Dieses Buch zeichnet auf, wie man die Zeichen von Erich Körbler so anbringen kann, dass man einen positiven Effekt bei Ausleitungen aller Art, sowie bei der Behandlung von Allergien erzielen kann. Die Erfolge dieser Methode auf diesem Gebiet sind so erstaunlich, dass ich es für angebracht betrachtet habe, ein ganzes Buch darüber zu schreiben. Es beschreibt die Methode praxisbezogen, so dass, sie direkt angewendet werden kann. Nichts desto trotz ist es hilfreich Seminare unterstützend zu besuchen.[1]

Dieses Buch baut auf den Grundkenntnissen der angewandten Neuen Homöopathie – der PraNeoHom auf. Es setzt die Grundkenntnisse dieser Methode voraus: Das Testen mit der Einhandrute, die Erkennung des richtigen Zeichens und wie wir die Zeichen auf den Körper malen, sowie die Übertragung von Information auf Wasser zur Herstellung eines individualisierten Heilmittels, auch „Umschreibung auf Wasser“ genannt[2]. Zudem ist oft die Rede der „Energiebalance“[3]. Dabei werden anstelle von Nadeln Zeichen auf Akupunkturpunkte gesetzt. Dieses Ausgleichen der Meridiane verbessert den Grundzustand und trägt somit zur Heilung bei.

1 Auf der Webseite www.praneohom.de unter Downloads finden Sie eine kurze Einführung in das „Testen mit der Einhandrute“, „Umschreibung auf Wasser“ und „Die Bedeutung der Zeichen“

2 Das Grundlagenbuch ist das PraNeoHom Lehrbuch Band 1 oder dessen Relaunch „Gesund mit Wasser und Zeichen“

3 Beschrieben im Buch PraNeoHom Lehrbuch Band 2, dessen Relaunch „Gesunde Akupunktur mit Zeichen“ oder „Mehr Energie“

„Bei Allergien verwechselt der Körper ein harmloses Seil mit einer gefährlichen Schlange und reagiert entsprechend"

I. Allergien

Allergien und Unverträglichkeiten nehmen in der heutigen Zeit in einem erschrecken Ausmaß zu. Früher waren Allergien eine Seltenheit. Bei uns sind sie mittlerweile Alltag unserer Realität geworden. Schon viele Babys werden mit Allergien geboren oder „erwerben" sie in den ersten Lebensmonaten. Was ist passiert? Wie ist es dazu gekommen? Und vor allem: Was steckt hinter den Allergien?

Aus einem Grund, den wir oftmals nicht sofort verstehen, befindet sich der Körper des Allergikers in einem Kampfzustand. Seine Aggression richtet sich allerdings nicht gegen Bedrohliches sondern gegen Substanzen, die eigentlich harmlos sind. Die körperlichen Reaktionen haben manchmal fatale Folgen. Oft sind Allergien von Unsicherheit begleitet. Der Betroffene weiß nie, wann und wo der nächste Allergieanfall ihn plagen wird. Und oft auch nicht, worauf er allergisch ist. Ein weiterer Unsicherheitsfaktor liegt darin, dass Allergien auch bei einem scheinbar Gesunden plötzlich ausbrechen können.

Wie äußern sich Allergien? Schnupfen, Augentränen und Hautekzeme sind erste Anzeichen, die sich unter Umständen zu Asthma, Heuschnupfen und Neurodermitis entwickeln. Doch auch bei Verdauungsproblemen, Bluthochdruck, Migräne oder Arthrose, wo normalerweise keine Allergie verdächtigt wird, kann eine Unverträglichkeit im Spiel sein. Die Ursachen für Allergien sind mannigfaltig. Sie können psychischen Ursprungs sein und aus früheren Traumata herrühren. In unserer modernen Kultur wird als Ursache vieler Allergien auch die Unmenge chemischer unnatürlicher Substanzen angesehen, mit denen wir täglich konfrontiert werden.

Es fängt beim Baby schon mit den Impfungen und der oft künstlichen Ernährung an. Dazu kommen Wohngifte, Waschmittel, Spülmittel, Zusätze in Textilien, Lebensmittelzusätze und Pestizide. Nicht zu vernachlässigen ist auch der Elektrosmog, der in den letzten Jahren stark zunimmt und, wie von Ärzten, Therapeuten und Heilpraktikern beobachtet wird, bei elektrosmog-sensiblen Menschen zu einer Anhäufung von Schwermetallen führt. So trägt auch eine unnatürliche Lebensweise zur Allergiebildung bei. Die Empfindsamkeit ist hierbei sehr stark individuell unterschiedlich. Als gesichert gilt, dass in Völkern, die auch heute noch sehr naturverbunden leben, Allergien weitgehend unbekannt sind.

Drei Formen der sogenannten „Allergien“

Allergie, Unverträglichkeit und Toxinbelastung (Vergiftung)

- Akute Allergie, überschießende Reaktion des Immunsystems. Beispiel: Nach einem Bienenstich schwillt der Hals lebensgefährlich an.
- Unverträglichkeit, meistens auf Nahrungsmittel mit schädlichen Konsequenzen. Beispiel: Eine kleine Menge Milch wird vertragen, bei mehr kommt es zu Beschwerden wie Blähungen, Durchfall, etc.
- Intoxikation: Reaktion auf einen schädlichen körperfremden Stoff (Chemikalien, Schwermetalle, Umweltgifte). Fall: Ein Patient kam mit Symptomen eines grippalen Infektes, deren Ursache eine Belastung mit Schwermetallen war.

Akute Allergien

Eine Allergie ist eine überschießende Reaktion des Immunsystems auf eine körperfremde, eigentlich unschädliche Substanz, die als Allergen erkannt wird. Beim ersten Kontakt findet eine Sensibilisierung statt und erst beim zweiten Kontakt reagiert der Körper allergisch darauf. Im Blut sind die Antikörper (Ig E) erhöht und die Mastzellen (Abwehrzellen) schütten Histamin aus. Dadurch werden die kleinen Gefäße (Arteriolen) erweitert und es kommt zu Symptomen wie:

- Hautreaktionen: Urtikaria (Nesselsucht)
- Schwellungen: Quincke-Ödem
- Atembeschwerden: Asthma bronchiale, Bronchospasmus
- Herzprobleme: Blutdruckabfall, Tachykardie (Herzrasen)
- Störungen des vegetativen Nervensystems: Übelkeit, Erbrechen, Person ist blass, kalt und schwitzt
- Im schlimmsten Fall bis zum anaphylaktischen Schock, der zum Tode führen kann

Es dürfte klar sein, dass in so einem Fall ein Notarzt oder ein Krankenhaus dringend aufgesucht werden muss. Folgende Merkmale definieren eine Allergie:

- Akutes Geschehen, starke Abwehrreaktion
- Antikörper (Ig E) im Blut erhöht
- Unabhängig von der Menge des auslösenden Allergens: kleinste Mengen des Allergens reichen aus
- Abhängig vom Bewusstsein:
  1. Menschen, die im Koma liegen oder in einer Psychose sind, bekommen keine allergische Reaktion
  2. Es besteht ein Zusammenhang zwischen dem kollektiven Wissen über die Zunahme der Umweltverschmutzung und dem Ansteigen der Allergien in der Bevölkerung
  3. Ein Bild des Allergens reicht oft aus, um die Reaktion hervorzurufen

Es gibt jedoch auch sogenannte psychisch bedingte „Allergien". Beispiel: Ein Klient wurde als Kind von seiner Mutter emotional überfordert. In dem Fall kann es sein, dass er später „allergisch" gegen Nähe und Intimität ist und beispielsweise immer dann, wenn ihm eine Frau sehr nahe kommt, sein Körper Panikzustände, Abwehrreaktionen oder sogar Hautausschläge produziert, um ihn vor einem erneuten „Überwältigtsein" zu schützen.

Unverträglichkeiten oder Intoleranzen

Was im allgemeinen Sprachgebrauch oft als Allergie bezeichnet wird, ist oft eine Unverträglichkeit, vor allem auf Nahrungsmittel.

Die Unterscheidungsmerkmale sind:

- Es handelt sich um einen chronischen Prozess
- Die Anzahl der Antikörper (IgE) im Blut ist nicht erhöht
- Die Reaktion ist abhängig von der zugeführten Menge (ein Glas Milch am Tag ist verträglich, jedoch kein ganzer Liter)
- Es entsteht oft ein Suchtverhalten. Substanzen, die unverträglich sind, isst man am liebsten und „braucht" sie sogar, um sich wohlzufühlen, obwohl es einem danach schlecht geht (z.B. Sucht nach Schokolade).

Die Erscheinungsform ist dieselbe wie bei einer Allergie, allerdings mit zusätzlichen Symptomen:

- Heuschnupfen
- Neurodermitis
- Ödeme

Ebenfalls:

- Arthritis
- Migräne
- Bluthochdruck
- Blähungen

- Unruhe und Nervosität (kann, vor allem bei Kindern, ein Erstsymptom für eine Unverträglichkeit sein und sich in ADS manifestieren)

Wenn weder eine Anamnese noch eine Testung erfolgt, bringen wir Unverträglichkeiten oft nur schwer in Zusammenhang mit dem auslösenden Stoff, manchmal erst nach einer Fastenkur oder nach Umstellung der Ernährung.

Ein Patient litt unter häufigen lästigen Blähungen. Während eines einmonatigen Aufenthalts in Bali, stellte er fest, dass die Blähungen komplett verschwunden waren und erst wieder in Deutschland auftauchten, als er seinen üblichen Speiseplan mit Milchprodukten wieder aufnahm.

Toxinbelastung oder Vergiftung

Auch hier wird oft von einer Allergie gesprochen, wie z.B. einer Amalgamallergie. Dabei handelt es sich um eine Vergiftung mit hochgiftigem Quecksilber. Wie Sie eine Toxinbelastung ausleiten, erfahren Sie im Kapitel „ Amalgam und Schwermetalle".

Hier im Überblick die drei Formen der sogenannten „Allergien":

Allergie	**Unverträglichkeit Intoleranz**	**Toxinbelastung Vergiftung**
Immunsystem	Stoffwechselsystem	Nervensystem
Akut	Chronisch	Akut oder chronisch
Mengenunabhängig	Mengenabhängig	Akkumulativ
Antikörper (Ig E) erhöht	Antikörper (Ig E) normal	Antikörper (Ig E) normal
Harmloser körperfremder Stoff	Harmloser körperfremder Stoff	Schädlicher körperfremder Stoff
Abhängig vom Bewusstsein	Kann eine suchtähnliche Reaktion hervorrufen	Zusammenhang mit Elektrosmog

Symptome einer Allergie/Unverträglichkeit

Die Symptome können sehr unterschiedlich sein. Dazu gehören alle unspezifischen Symptome, die wir oft nicht zuordnen können. Ganz konkret können wir eine Allergie vermuten bei:

- Verdauungsstörungen wie Blähungen, Aphten, Übelkeit, Erbrechen, Sodbrennen, Durchfall und Verstopfung

- Hautprobleme wie Ekzeme, sowohl trockene wie auch juckende und nässende, aber auch Akne bei Erwachsenen und Juckreiz am After u.a.
- Atembeschwerden: Asthma, chronische Bronchitis, Schnupfen, Nebenhöhlenentzündungen
- Augen: Tränen und Jucken, Lichtempfindlichkeit, geschwollene Lider, dunkle Augenränder vor allem bei Kindern
- Ohren: Tinnitus, Gleichgewichtsstörungen, übermäßigem Ohrenschmalz, Mittelohrentzündung

Aber auch Migräne, Ruhelosigkeit, Nervosität, Reizbarkeit, Schlaflosigkeit, Gedächtnisverlust, Hyperaktivität bei Kindern, ADS, Angst, Depression, chronische Müdigkeit, u.v.m.

Auslöser einer Allergie/Unverträglichkeit

- Pollen: Bäume, Gräser, Korbblütler (Echinacea, Arnica)
- Insektengifte: Bienen, Wespen, Sandflöhe, Bremsen, Moskitos
- Medikamente: Antibiotika (Penicillin)
- Anästhesie
- Jodhaltige Kontrastmittel
- Nahrungsmittelallergie (nur 2 Prozent der Bevölkerung): oft abhängig von der Herstellungsart (genmanipuliert) oder von chemischen Zusatzstoffen wie Konservierungsstoffe. Typische Beispiele sind Nüsse, Tomaten, Erdbeeren, Fisch etc. Meistens liegt eine Nahrungsmittelunverträglichkeit vor, bei 50-80 Prozent der Bevölkerung.

Ursachen einer Allergie/Unverträglichkeit

Ursachen einer Allergie oder Unverträglichkeit können sein:
- Impfungen (Homöopathische Mittel dafür sind Thuja, Silicea, Sulphur)
- Amalgambelastung, auch durch die Mutter pränatal erworben
- Mykosen und deren Gifte (Aflatoxin)

- Chemikalien: Wohngifte, Nahrungsmittelzusätze
- Dauerhafte Elektrosmogbelastung
- Psychische Ursache:
  1. Stress oder schmerzhafte Erlebnisse bis hin zu pränatalen Ereignissen bleiben oft im System gespeichert und lösen Allergien aus
  2. Assoziation, z.B. Birke mit Schmerz: Die Trennung einer Beziehung fand unter einer Birke statt, sodass die Person eine Birkenallergie entwickelte.

Nahrungsmittelunverträglichkeiten

- Milchunverträglichkeit oder -allergie: erstes artfremdes Eiweiß (Mutterthema, Abstillzeit, Laktoseintoleranz oder Kaseinunverträglichkeit)
- Weizenunverträglichkeit: zweites artfremdes Eiweiß, am meisten gezüchtete Getreideform (Vaterthema).
- Glutenintoleranz, Zöliakie oder Einheimischer Sprue
- Fruktoseintoleranz
- Histaminintoleranz

Milchunverträglichkeit

Mit der Kuhmilch bekommt das Baby meistens das erste körperfremde Eiweiß nach dem Abstillen. Oft hat eine Kuhmilchunverträglichkeit daher mit einem psychischen Problem mit der Mutter zu tun oder der Zeit des Abstillens. Dies ist ein Punkt, der in der Schulmedizin oft übersehen wird. Mit Hilfe der Einhandrute kann die Ursache auch ohne aufwändige medizinische Testverfahren ermittelt werden. Hat man einmal die Unverträglichkeit in der Wurzel erkannt, kann sie mittels der Zeichen unschädlich gemacht werden, indem sie umgeschrieben wird. Der Klient muss nach einer Karenzzeit nicht weiter auf Milchprodukte verzichten, sondern kann aus einer erweiterten Palette selbst herausfinden, was ihm gut bekommt. Seine Lebensqualität verbessert sich merklich.

Formen der Milchunverträglichkeit

Laktoseintoleranz

Ein Laktasemangel (Enzym) führt dazu, dass der mit der Nahrung aufgenommene Milchzucker (Laktose) nicht verdaut werden kann. Gelangt ungespaltener Milchzucker in den Dickdarm, wird er von Darmbakterien aufgenommen und vergoren. Die Gärungsprodukte können zu Blähungen und Durchfall führen. Hierunter leiden Erwachsene speziell aus dem Mittelmeergebiet, aber auch die Orientalen und Indianer. Nordwesteuropäer sind dagegen davon weniger bis selten betroffen, da ein Nord-Süd-Gefälle besteht. In Skandinavien sind es ca. 3-8 Prozent, in Deutschland 13-14 Prozent, in Österreich 20 Prozent, während in Mittelmeerländern es auf 70 Prozent steigt und in Afrika bis zu 98 Prozent.

Von dieser endemisch bedingten angeborenen Laktoseintoleranz sind drei Viertel der Weltbevölkerung betroffen, so wie auch die meisten Säugetiere. Früher als die Ernährung noch regional bestimmt wurde, gab es weniger Probleme damit, da in den südlichen Ländern, wenig bis keine Milchprodukte verwendet wurden. Oder die Produkte wurden so hergestellt, dass die Laktose durch Mikroben abgebaut wurde, wie im griechischen Fetakäse. Griechischer Jogurt hat einen höheren Gehalt an Fett und wird dadurch langsamer verdaut. Das ermöglicht die Aufspaltung von Laktose auch bei geringer Laktasetätigkeit. Daher sind fettarme Milchprodukte unverträglicher. Sahne und Butter sind oft verträglich auch bei einer Laktoseintoleranz, während Molke und Milchpulver starke Reaktionen hervorrufen können.

Mit der Globalisierung haben sich die Kulturen und Menschen weltweit vermischt. Dazu kommt, dass die Milchbranche eine Unzahl an Variationen von Milchprodukten zu bieten hat. Zudem wird Milchzucker vielen Nahrungsmitteln zugefügt. Auf dem Etikett steht dann: „Milchpulver, Molke, Milchzucker, Laktose oder hergestellt aus Milch“. Schulmedizinisch werden folgende Lösungen in Betracht gezogen: auf Milchprodukte zu verzichten, auf laktosefreie Milchprodukte umzustellen oder das Enzym Laktase in Form von Kautabletten zu den Mahlzeiten zu nehmen. Typische Beschwerden sind Blähungen, Bauchschmerzen und Durchfall. Weiterhin kann es zu Sodbrennen, Mundgeruch, Migräne und Müdigkeit kommen. Oftmals kommt eine Laktoseintoleranz mit einer Fruktoseintoleranz einher oder auch einer Sorbitintoleranz.

Casein Unverträglichkeit

Casein ist der Proteinanteil der Milch, der nicht in die Molke gelangt und der zu Käse weiterverarbeitet wird. Casein gehört zu den häufigsten Auslösern einer Kuhmilchunverträglichkeit und ist äußerst schwerverdaulich. Schaf- und Ziegenmilch haben einen deutlich geringeren Anteil an Casein und sind daher verträglicher. Die meisten Menschen, die Kuhmilch nicht vertragen, haben kein Problem, wenn sie laktalbumin- und laktoglobulinhaltige Molke zu sich nehmen, während kaseinhaltige Produkte wie Käse, Milch, Sahne Beschwerden auslösen. Kasein wird auch als Bindungsmittel eingesetzt. Dr. Twogood, ein Chiropraktiker aus Kalifornien, fand heraus, dass eine Caseinunverträglichkeit oftmals die Hauptursache für chronische Rücken-, Nacken- und Kopfschmerzen ist.

Getreideunverträglichkeit – Weizen

Weizen ist das zweite Fremdeiweiß, welches das Baby mit dem Brei bekommt. Da Weizen das Getreide ist, was am stärksten durch Züchtung verändert wurde, kann hier auch die Ursache für die häufigen Unverträglichkeiten liegen. Psychisch weist eine Weizenunverträglichkeit häufig auf eine Vaterproblematik hin.

Weizenunverträglichkeit darf allerdings nicht mit der Glutenintoleranz verwechselt werden, die vererbt wird, während eine Weizenunverträglichkeit meist in den ersten Kinderjahren „erworben" ist, auch wenn sie erst im Erwachsenenalter ausbricht.

Glutenintoleranz

Die Glutenintoleranz ist eine erblich bedingte Krankheit. Sie kann im Kindesalter (Zöliakie) oder im Erwachsenenalter (Einheimische Sprue) auftreten. Gluten ist ein Sammelbegriff für verschiedene Anteile vom Klebereiweiß, wobei Gliadin, das im Weizen vorkommt, als Auslöser der Zöliakie erkannt wurde. Da das Getreide heute viel mehr Gluten enthält als früher, tritt die Krankheit heute gehäuft auf und wird erst spät erkannt. Oft liegt bei Zöliakieerkrankten auch eine Laktoseintoleranz vor.

Eine Klebereiweißunverträglichkeit führt dazu, dass glutenhaltiges Getreide, wie Weizen, Roggen, Dinkel, aber auch Gerste und Hafer, nicht vertragen werden. Unklar ist noch die Ursache. Vermutet wird ein Gendefekt. Die Darmschleimhaut und ihre Villi werden dadurch geschädigt. Villi sind Ausstülpungen des Darmes zur Vergrößerung der Oberfläche. Dies betrifft speziell die Darmwand vom ersten Teil des Dünndarms, dem Jejunum, die verantwortlich sind für eine gute Aufnahme der Nahrungsmittel. Dadurch kommt es zu Mangelerscheinungen und Durchfällen, zu dem sogenannten Malabsorptionssyndrom.

Glutenhaltig	Ohne Gluten
Weizen (Gliadin)	Mais
Roggen (Secalin)	Hirse
Gerste (Hordein)	Reis
Hafer (Avenin)	Buchweizen
Dinkel (Gliadin)	Quinoa
Grünkern (Halbreif geernteter Dinkel)	Amaranth
Couscous (Grieß von Weizen, Gerste oder Hirse)	Kartoffeln
Bulgur (vorgekochter Weizen)	Polenta (Maisgrieß)
	Chia

Glutensensitives Reizdarmsyndrom

Es gibt aber auch Menschen, die ein glutensensitives Reizdarmsyndrom haben ohne an Zoliakie zu leiden. Da hilft oft schon die Menge an glutenhaltigem Getreide zu verringern. Speziell dann, wenn eine Histaminintoleranz vorliegt, ist es empfehlenswert auf Gluten zu verzichten, bis sich der Darm wieder erholt hat.

Gluten und Hormone

Gluten scheint auch einen Einfluss auf die weiblichen Hormone zu haben und mit verantwortlich zu sein für Beschwerden wie Eierstockzysten, Depression, Übergewicht, Wechseljahresbeschwerden u.a.. So hat sich gezeigt, dass durch Reduktion oder Verzicht von glutenhaltigen Nahrungsmitteln eine Besserung eintrat.[4]

Amerikanische Ärzte haben auch einen Zusammenhang zwischen der Autoimmunerkrankung Hashimoto und Gluten festgestellt[5].

4 Quelle http://www.coreonehealth.com/gluten-sensitivity-and-female-hormones
5 Quelle: http://www.zentrum-der-gesundheit.de/gluten-hashimoto.html

Fruktoseintoleranz

Fructose (Fruchtzucker) ist ein Einfachzucker, der – oft gemeinsam mit Glucose (Traubenzucker) – in vielen Lebensmitteln vorhanden ist. Wie der Name schon sagt, kommt er hauptsächlich in Früchten vor, aber auch in Fruchtsäften, Obstkuchen, Marmelade, Trockenfrüchten, Fruchtjogurts, Smoothies, etc.).[6]

Sacharose, der gewöhnliche Haushaltzucker – ein Zweifachzucker – besteht aus einem Molekül Glukose und einem Molekül Fruktose, wobei die Glukose die Unverträglichkeit der Fruktose aufhebt. Weißer Zucker, wenn auch ungesund speziell für unsere Gelenke, ist daher oft verträglicher für unseren Darm als Fruktose. Weißer Zucker führt oft zu Gelenksproblemen, die schlagartig aufhören bei gezieltem Verzicht darauf.

Fall: Patient kam mit geschwollenen Knien in die Praxis und konnte ohne Bandagen nicht mehr seinem Haupthobby, das Tanzen, nachgehen. Nach einem radikalen Verzicht auf Zucker in jeder Form sind die Symptome innerhalb von einem Monat komplett verschwunden.

Formen der Fruktoseintoleranz

- Die hereditäre Fruktoseintoleranz kommt sehr selten vor und wird durch einem angeborenen Enzymmangel verursacht.
- Die intestinale Fruktoseintoleranz oder auch Fruktosemalabsorption ist weit verbreitet. Schätzungsweise ein Drittel der Bevölkerung leidet darunter. Ursache ist ein Defekt im Transportsystem im Dünndarm – dem GLUT5-Transporter. Auf Grund dessen kann der Fruchtzucker nicht aufgenommen werden. Sorbit blockiert die Transportkapazität von GLUT5, während Glukose stimulierend wirkt. Das ist auch der Grund weswegen

6 Quelle: http://www.zentrum-der-gesundheit.de/fructose-intoleranz-ia.html

Menschen mit Fruktoseintoleranz den Haushaltszucker gut vertragen, aber auf Diätprodukte mit Symptomen reagieren.
- Bei 80 Prozent der Laktoseintoleranten wurde auch eine Fruktosemalabsorption nachgewiesen.

Achtung: Maissirup oder auch Agavendicksaft sind außerordentlich fruktosereich.

Lösung: Empfohlen wird den Obstkonsum einzuschränken, sowie den Konsum von Fruchtsäften und Honig. Nach einer begrenzten Karenzzeit (Austesten wie lange, z.B. vier Wochen) sollten kleine Mengen wieder aufgenommen werden, um das restlich funktionierende Fruktosetransportsystem aufrecht zu erhalten. Bei totalem Verzicht kommt es zu einer Verstärkung der Fruktoseintoleranz. Auf Diabetikerprodukte, die Sorbit enthalten, sollte ganz verzichtet werden. Die Befürchtung, dass es zu einem Vitaminmangel kommt, ist unbegründet. Generell werden die Vitamine, die mit der Nahrung aufgenommen werden, besser verarbeitet, wenn die Symptome einer Fruktoseintoleranz verschwinden.

Die neuen natürlichen Süßstoffe

Die Pflanze Stevia[7]

Stevia ist ein aus der Pflanze Stevia rebaudiana („Süßkraut", auch „Honigkraut") gewonnenes Stoffgemisch, das als Süßstoff verwendet wird. Die Blätter, der in Südamerika beheimateten Steviapflanze, werden seit Jahrhunderten von der indigenen Bevölkerung Paraguays und Brasiliens bei der Zubereitung von Speisen und Getränken und als Heilpflanze verwendet. Stevia reguliert den Blutzuckerspiegel, schützt die Zähne vor Kariesbefall und soll angeblich den Blutdruck senken.

7 Quelle: Wikipedia.de

Zum Süßen von Speisen kann das Kraut, trocken oder frisch benützt werden. Es gibt auch Stevia in Tropfenform (wässrige oder alkoholische Lösungen) oder Tabletten.

Xylit oder Xylitol[8]

Xylitol, auch Xylit oder Birkenzucker aus Finnland genannt, ist ein natürlicher Zuckerersatz, der auch im Körper innerhalb des Zuckerstoffwechsels gebildet wird. Die Besonderheit an Xylitol ist seine, in verschiedenen klinischen Studien, nachgewiesene Karies reduzierende Eigenschaft. Auf einige Säugetiere, vor allem Hunde, wirkt Xylitol dagegen toxisch.

Ursprünglich wurde Xylitol durch die Veränderung von Holzzucker gewonnen. Industriell wird es jedoch auch aus Glucose gewonnen, z.B. aus Maisstärke, die dann leider auch gentechnisch verändert sein kann oder direkt aus gentechnisch veränderten Bakterien. Daher ist es wichtig, auf die Herstellungsform zu achten. Manche Kaugummis werben mit Xylitol. Beim Überprüfen der Inhaltsstoffe erfährt man mit Erstaunen, dass auch das gefährliche Aspartam enthalten ist. Insofern ist auch hier auf Qualität zu achten.

Künstliche Süßstoffe

Sorbit[9]

In Light- oder Diät-Produkten mit der Auszeichnung „zuckerfrei" wird oft reine Fruktose als Süßungsmittel zugesetzt aber auch oft Sorbit, ein Zuckeralkohol (Lebensmittelzusatzstoff E 420). Sorbit wurde ursprünglich aus Früchten wie denen der Eberesche gewonnen. Hohe Anteile befinden sich aber auch in Birnen, Pflaumen, Äpfeln, Aprikosen und Pfirsichen. Industriell wird Sorbit aus Mais- und Weizenstärke gewonnen. Kaugummis enthalten oft Sorbit. Es hat

8 Quelle: www.zentrum-der-gesundheit.de/xylitol-ia.html
9 Quelle: Wikipedia.de

wesentlich weniger Kalorien als Zucker und braucht kein Insulin für die Verstoffwechselung im Körper. Daher enthalten Diabetikerprodukte oft Sorbit. Problematisch ist aber, dass der Verzehr von Sorbit die Fruktoseintoleranz verstärkt und schätzungsweise 80 Prozent der westlichen Bevölkerung Sorbit nicht aufnehmen können. Daher kann ich Diätprodukte nur für Diabetiker empfehlen.

Aspartam – tödliche Süße[10]

In Cola Light, Light-Limonaden und Tafelsüßstoffen, in Fruchtsäften, zuckerfreien Halsbonbons und Kaugummis befindet sich oft Aspartam. Diese künstliche Süße kann große Schäden im Gehirn anrichten und Herz-Kreislaufattacken auslösen. Besonders für Schwangere und Kinder ist sie sehr gefährlich. Ursprünglich wurde Aspartam bis in die siebziger Jahre des letzten Jahrhunderts im Waffenarsenal der CIA als potentieller und daher sicherlich auch recht potenter biochemischer Kampfstoff eingelagert. Es sind bis zu 100 nachgewiesene Symptome festgestellt worden. Es ist ein Nervengift, was zu Geburtsfehlern bei Babys führen kann, aber auch Multiple Sklerose, Alzheimer, Krebs und weitere Krankheiten auslösen kann.

Weitere Zuckerersatzstoffe: Cyclamat, Sacharin, Maltit, Sucralose

Die Unverträglichkeitsreaktionen der **künstlichen** Süßstoffe sind noch wenig untersucht worden. Da die Studien meistens von der Industrie finanziert werden, sind die Ergebnisse oft widersprüchlich und es besteht kein Verlass. Generell empfehle ich, weitgehend auf künstliche Süßstoffe zu verzichten und alternativ nach Stevia oder Xylitol zu greifen.

10 Quelle: www.sein.de/archiv/2009/januar-2009/die-unterschaetzten-gefahren-von-aspartam.html

Histaminintoleranz

Bei einer Histaminintoleranz ist das Gleichgewicht zwischen der Zufuhr und dem Abbau gestört.

Der natürliche Abbau wird durch das Enzym DAO bewerkstelligt. Bestimmte Medikamente, wie Schmerzmittel, Alkohol und Glutamat, blockieren den Abbau. Symptome können Bauchkrämpfe mit explosionsartigen Durchfällen sein, der sogenannte „Flush", Hals und Kopf werden schlagartig rot und heiß, Juckreiz am ganzen Körper, etc.

Die Symptome werden ausgelöst durch:
- Gereifte Lebensmittel, Salami, Parmesan, Sauerkraut
- Alkohol, vor allem Rotwein
- Fisch, wenn er nicht ganz frisch ist
- Nahrungsmittel, die Histamin freisetzen wie Erdbeeren oder Tomaten
- Nach dem Verzehr von Geschmacksverstärkern wie Glutamat, typischerweise in asiatischen Gerichten, aber auch in Fertigsuppen, Saucen, Gewürzmischungen, etc.

Reizdarmpatienten haben mehr histaminhaltige Mastzellen im Darm und sind daher empfindlicher auf Abbauprodukte von Milcheiweiß (Casein) und vom Klebereiweiß (Gluten), die Histamin aus den Mastzellen freisetzen.

Daher hilft bei einer Histamintoleranz erst mal folgendes zu beachten:
- Verzicht auf gereifte Nahrungsmittel, wie Salami, Käse, etc.
- Keinen Alkohol, besonders Rotwein und Sekt
- Keine histaminfreisetzende Nahrungsmittel, wie Erdbeeren, Tomaten, Gluten (Getreide) und Kasein (Milchprodukte)
- Vermeiden von glutamathaltigen Speisen

Das Enzym DAO (Diaminooxidase), wird als Medikament[11] angeboten und kann eingenommen werden, um den Zustand zu verbessern. Das Problem wird dadurch nicht behoben, aber es wird kurzfristig Abhilfe geschaffen.

Testverfahren

Der Ablauf geht wie folgt: Der Klient nimmt den Gegenstand in die linke Hand, während der Anwender über der rechten Gehirn-Hemisphäre testet.

1. Verdächtige Lebensmittel, Kosmetika, Medikamente werden vom Klienten mitgebracht und direkt getestet.
2. Pollen können durch Kleben eines Tesafilms aufs Fensterbrett außen und Hausstaub aufs Fensterbrett innen, mitgebracht werden.
4. Der Klient liest die Lebensmittelliste laut und mit Rhythmus vor, z.B. „Milch, Milch, Milch ...".
5. Kinder schauen Bilder der Allergene an.
6. Bei Babys über die Mutter die Testungen vornehmen.
7. Durch die Wohnung gehen und die Gegenstände betrachten: Fotos, Bücher, Geschenke

Wir können testen, wo im Körper die schädliche Wirkung am stärksten ist, indem wir das Allergen nehmen und den Beziehungstest mit dem Magen, Darm, Leber etc. vom Klienten machen.

11 Daosin

Fokus

Generell kommt es beim Testen auf den Fokus an. Ob ich einen bestimmten Apfel teste oder die Verträglichkeit von Äpfeln im Allgemeinen, hängt von meinem Fokus ab. Es kann sein, dass ein bestimmtes Nahrungsmittel in kleinen Mengen verträglich ist. Auch können wir verschiedene Tageszeiten austesten, z.B. den Kaffee morgens oder nachmittags?

Synergie-Effekt

Zwei Substanzen sind einzeln gut verträglich, aber in Kombination reagiert der Körper negativ darauf. Beispiele:

- Kaffee mit Milch
- Jogurt (Milchprodukte) mit Früchten (Säure)
- Holz mit einem bestimmten Wachs behandelt
- Zucker und saure Früchte (Marmelade)

Behandlung: Energiebalance und Umschreibung

Wie wirkt sich eine Allergie oder eine Unverträglichkeit auf unser Energiesystem aus? Bei jedem Kontakt mit einem Allergen werden in unserem Körper eine oder mehrere Energiebahnen (Meridiane) geschwächt und der Körper entwickelt seine Abwehrmechanismen. Daher ist es ratsam, zunächst die Energiebalance vorzunehmen.[12] Die Zeichen sollten sorgfältig vom Anwender nachgetestet und vom Klienten nachgemalt werden. Allergien und Unverträglichkeiten werden bei der PraNeoHom gleichermaßen behandelt. Dazu werden zuerst einmal die entsprechenden Zeichen ausgetestet. Durch Umschreibung auf Wasser[13], das anschließend gerochen und getrunken wird, verändern wir die fehlgesteuerte Reaktion unseres

12 Beschrieben in „PraNeoHom Lehrbuch Band 2“, „Gesunde Akupunktur mit Zeichen“ oder „Mehr Energie“

13 Beschrieben in „PraNeoHom Lehrbuch Band 1“, „Gesund mit Wasser und Zeichen“ oder „Heilen mit Zeichen“

Körpers auf ein Allergen. Durch die Zeichen können wir die Zellinformation verändern und das Steuerungssystem des Körpers neu programmieren. Dadurch reduziert sich der Stress im System, den das Allergen ausgelöst hat. Zusätzlich zu dem Allergen sollte die Ursache der Allergie getestet und umgeschrieben werden. Es ist eine Wohltat für jeden ehemaligen Allergiker, wenn er von seinem psychischen und physischen Stress befreit wird und entdeckt: Heilsein ist möglich!

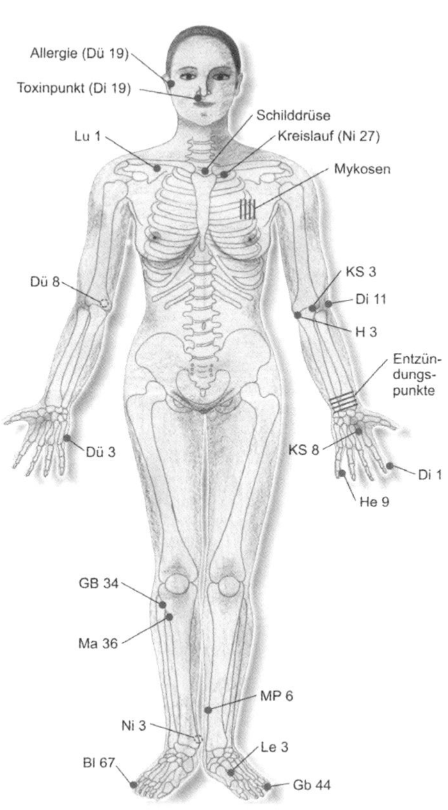

Formen der Umschreibung

1. Langfristig: Umschreibung auf Wasser

Allergen mit Umkehrzeichen (Sinus, Strich-Sinus oder Zwei-Strich-Sinus) auf Wasser übertragen und trinken. Wenn die Ursache bekannt ist, das Thema dazuschreiben. Ansonsten kann auch einfach das Wort „Ursache" zu den Allergenen (2-3 auf einmal) auf den Zettel geschrieben werden. Das Unterbewusstsein weiß worum es geht, so dass das Thema auch geheilt werden kann, ohne dass wir uns daran zu erinnern brauchen. Um den erwünschten Effekt zu erzielen, nicht vergessen am Ende mit Ypsilon zu stabilisieren.

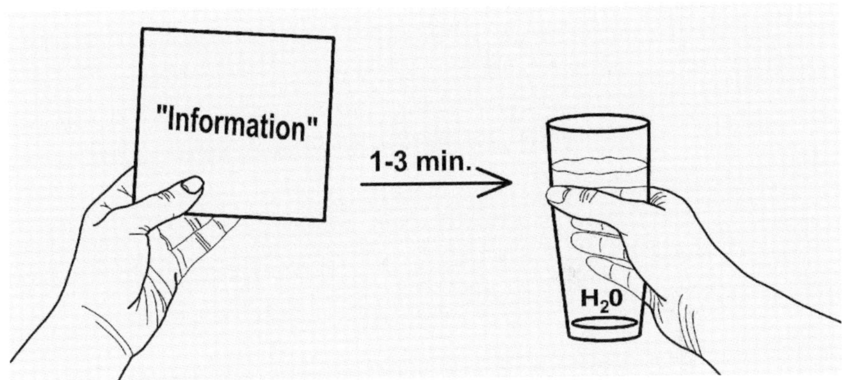

- In die rechte Hand ein Glas Wasser nehmen
- In die linke Hand Zettel mit Allergenen z.B. „Milch und Ursache" mit dem entsprechenden Umkehrzeichen nehmen
- Ein bis drei Minuten anschauen, danach riechen und trinken.
- Abfragen wie häufig diese Informationsübertragung durchgeführt werden soll
- (1 x tägl.; 2 x tägl. usw. 1 Woche, 2 Wochen, 3 Wochen usw.)

Kinder: Bilderbuch mit Katzen vorlesen (Umkehrform auf die Bilder malen), Weizenglas oder Kuh mit Umkehrform ins Puppenhaus stellen und öfters damit spielen.

Karenz: Während der Umschreibung auf Wasser ist es empfehlenswert, wenn möglich, keinen Kontakt mit dem Allergen zu haben.

2. Kurzfristig: Umschreibung auf die Gehirnhemisphären

Mit der linken Hand ein Ypsilon formen und die rechte Hand auf die rechte Gehirnhemisphäre legen, während das Allergen drei Minuten laut ausgesprochen wird. Alternativ kann ein Zettel mit dem Allergen mit Ypsilon angeschaut werden.

3. Schnelllöschmethode[14]

Für offene Geister gibt es auch die Möglichkeit, die Allergie sofort aus dem Energiesystem auszuschwingen. Das kann sowohl der Klient selbst oder der Behandler tun. Dazu wird das Allergen laut ausgesprochen, während aktiv mit der Rute der Vektorenkreis rückwärts vom ermittelten Belastungsgrad (z.B. Vektor 7) bis zum Ausgangspunkt (Vektor 1) durchlaufen wird. Dabei wird die Rute bei jedem Vektor vom Zentrum nach außen bewegt. Beim Vektor 1 abwarten bis der positive Rutenausschlag sich gemäß Vektor 9 verstärkt. Hiermit ist der Heilvorgang eingeleitet.

Bei der Schnelllöschmethode ist das Problem in der Praxis, dass die Allergie vorübergehend von dem Anwender übernommen wird, der anschließend die Löschung für sich selbst vornehmen muss. Ratsam ist es daher, auch Heilenergie in das System einzuschwingen, indem der gleiche Vorgang von Vektor 1 bis Vektor 9, also anders herum, vorgenommen wird, während „Göttliche Heilkraft“ oder „Universelle Lebensenergie“ oder Ähnliches gesagt wird und zwar für den Anwender und den Klienten.

14 Quelle: Informationsmedizin in Praxis und Anwendung, Hrsg. Bärbel Westermann, Artikel S. 52 Sabine Prins

"Mykosen sind eine Aufforderung zu untersuchen, wo unsere Lebensweise oder Lebensumstände auf das innere Milieu belastend wirken."

II. Mykosen

Einführung

Mykosen sind durch pathogene (krankmachende) Pilze ausgelöste Pilzerkrankungen. Pilze sind Organismen, die Eigenschaften von Pflanzen und auch von Tieren haben. Wie Pflanzen haben sie eine Zellwand und zellsaftgefüllte Vakuolen und sind weitgehend unbeweglich. Gemeinsam mit den Tieren haben sie die Energieversorgung durch Oxidation organischer Substanzen.

Sie sind sehr anspruchslos und können in einem Milieu von pH 3 (sauer) bis pH 9 (basisch) und bei Temperaturen von -60°C bis 200°C leben. Sie sind erstaunliche Lebewesen: das größte auf der Erde, ein Waldpilz, der in Kanada 600 Quadratkilometer Fläche bedeckt, und auch das älteste, Halofila, ein Pilz, der rund 200.000 Jahre alt ist, und in einem Salzwerk in 150 m Tiefe lebt. Es gibt so gut wie keinen Lebensraum, der nicht von Pilzen besiedelt ist. Deshalb ist es wichtig, sie näher kennen zu lernen.

Überall wo es warm, feucht und dunkel ist, können sie gut leben und sich fortpflanzen. Pilze sind in der Lage, sich z.B. sowohl von Wandfarbe als auch von Kerosin zu ernähren. Letzteres stellt ein Problem für die Sicherheit von Flugzeugen dar. Sie überleben sogar in Extremsituationen, in denen andere Lebewesen nicht existieren können. Pilzsporen, die „Samen" von Pilzen, wurden auf Meteoriten gefunden; d.h. Kälte, Vakuum und auch lange Zeiträume sind für sie kein Problem.

Neben pathogenen Pilzen befinden sich auch zahlreiche gute oder zumindest harmlose Pilze in unserem Körper, besonders auf den Schleimhäuten (Darm, Scheide, etc.), die nützlich und hilfreich sind.

Die Schulmedizin ist der Meinung, dass Pilze von außen den Körper befallen, mit anderen Worten, dass wir uns anstecken: Im Schwimmbad, beim Geschlechtsverkehr, über die Nahrung, über die Atmung etc. Daher werden Antimykotika verschrieben, die die Pilze abtöten sollen. Leider sterben dabei auch viele gute Pilze ab, sodass sich das Milieu von Darm, Haut oder Scheide entsprechend verschiebt und uns noch anfälliger für einen Befall macht. Wir sprechen hier von dem Monomorphismus oder der Meinung, dass die Pilze immer in einer bestimmten Form, eben der Pilzform, vorkommen.

Pleomorphismus

Die Bakteriologen Günther Enderlein (Deutschland) und Bruno Haefeli (Schweiz) haben den Begriff des Pleomorphismus (Vielgestaltigkeit) im letzten Jahrhundert geprägt. Demzufolge dringen Pilze nicht nur von außen in uns ein, sondern leben in Symbiose mit uns. Die Urform der Pilze, der Endobiont, ist in unserem Blut in der Membran des Erythrozyten (rotes Blutkörperchen) vorhanden und reguliert den pH-Wert und hat sowohl eine Abwehr- als auch Schutzfunktion. Diese gesunde Kleinstform des Schimmelpilzes ist der Hüter unserer Gesundheit.

Andere Namen für Endobiont sind: Somatiden (Naessens), Ursymbiont, Chondrit, Protit (Enderlein) oder Bione (Reich). Diese Urform der Pilze kann zu Pilzwucherformen entarten. Dabei durchwandern sie verschiedene Stadien: von spermienähnlichen Gebilden zur Urzellform, weiter zu Bakterien, Viren und schließlich zu Pilzen. Im Blut finden wir abhängig vom Milieu all diese verschiedenen Stadien. Somit wird auch verständlich, warum ein Abtöten der Pilze nicht möglich ist. Wenn sie angegriffen werden, wandeln sie nur ihre Erscheinungsform.

Wir können:

- sie in ihre Kleinstform verschieben, indem wir das Milieu sanieren,
- durch Umschreiben der Pilze dem System die Information geben, sie in Schach zu halten.

Die Mykosen sind die Recyclingmaschine für menschliche und tierische Körper. Sobald der Körper stirbt, entwickelt sich aus den Endobionten die Pilzform, die dann den Körper „auffrisst" und dadurch entsorgt. Hier sehen wir wieder einmal wie genial die Natur arbeitet. Stelle dir vor, wenn dein Auto nicht mehr funktionsfähig ist, würden aus dem Auto Pilze schießen und das Auto in Kompost verwandeln. Das wäre doch ideal? Es geht also nicht darum Pilze als „Böse" zu bewerten, sondern mit ihnen zu leben und ihre Botschaft zu erkennen. Wenn also ein Pilz an irgendeiner Körperstelle auftritt, dann zeigt er, dass irgendetwas nicht stimmt. Und statt eine antimykotische Salbe darauf zu schmieren, ist es sinnvoll, zu den Wurzeln zu gehen. In der PraNeoHom wird nicht nur der Pilz behandelt, sondern auch das Milieu saniert, dazu gehört auch die Lebensweise. Beispiel bei Scheidenpilz, Beziehungsproblem angehen und eine Lösung suchen.

Vorkommen

Pilze kommen fast überall vor, bevorzugt da, wo es dunkel, feucht und warm ist. Hier einige Plätze, auf die man achten kann:

- Wände hinter Schränken bei schlecht isolierten Häusern
- Fugen im Badezimmer
- Blumentöpfe
- Komposteimer
- Lebensmittel

In unseren Lebensmitteln sind es manchmal harmlose Pilze, die zur Käseherstellung benützt werden oder auch schädliche, wie sie manchmal in Nüssen, Brot oder Marmelade vorkommen.

Was wir sehen, ist oft nur der Fruchtkörper, während der eigentliche Pilz, das Pilzgeflecht oder Myzel im Verborgenen bleibt. Wichtig: Die oberste Schicht der Marmelade abzunehmen schützt uns nicht davor den Pilz zu verzehren. Und natürlich kommen Pilze im menschlichen Körper vor, in allen Organen. Hier die häufigsten:
- Darm, Lunge
- Schleimhäute: Mund, Scheide
- Haut, Nägel

Blutpilze

Im Blut bewirken die Pilze einen Blutstau und eine Vergiftung durch die ausgeschütteten Toxine. Der Stau wird verursacht durch:
- Den mykotischen Abfall (Detritus)
- Den Raum, den die Pilze an sich einnehmen
- Die Pseudokristalle: Eiweißgebilde, die beim Abbau der Pilze entstehen

Die Folgen der Toxine

- Eine Überlastung des Entgiftungsmechanismus, wodurch sich das Milieu in den sauren Bereich verschiebt
- Um das wiederum aufzufangen, bilden die Erythrozyten Vakuolen, in denen sie die überschüssige Säure auffangen
- Die Membran der Erythrozyten wird durch die Säure starr
- Das saure Blut ist verdickt und hat eine hohe Viskosität

Enderlein ist der Meinung, dass Gefäßerkrankungen (Herzinfarkt, Apoplex, Lungenembolie, Thrombosen etc.) die Folgen sind. Es leuchtet eigentlich jedem ein, dass diese, mit Vakuolen besetzten

Erythrozyten, in einem von Pilzen durchwachsenen Blut nicht mehr in der Lage sind, locker durch die engen Kapillaren zu kommen.

Von einer Symbiose mit den Pilzen kommen wir in eine Pathosymbiose mit schädlichen Auswirkungen für den Organismus. Die sonst harmlosen exogenen Pilze können nun über die Luft, Wasser oder Nahrung in den Körper eindringen und so den Organismus noch mehr schwächen. Es kommt zu einer hektischen mykotischen Verfilzung die im elektronischen Mikroskop aussieht wie ein Kampf.

Und „wie außen so innen". So tragen Menschen mit einer Pilzbelastung oft einen inneren Konflikt, der sich in Wut und Ärger äußert, ob ausgedrückt oder in ihrer unterdrückten Form.

Ursachen eines ungünstigen Milieus

Folgende Ursachen können abgefragt bzw. getestet werden.

Übersäuerung durch:

- Falsche Ernährung (Junkfood, Zucker)
- Zu wenig Flüssigkeit (lebendiges Wasser)
- Elektrosmog oder Erdstrahlen
- Medikamente (Antibiotika, Kortikoide, Sulfonamide, Antibabypille)
- Umweltgifte, Amalgam und Schwermetalle
- Narbenstörfelder
- Fastenkur (plötzliche Entgiftung)
- Abgestorbenes und krankmachendes Gewebe:
  1. nach Infekt
  2. nach Operationen
  3. bei Krebs (Chemotherapie oder Strahlenbehandlung)

- Besonders psychischer Stress durch:
  1. Überhöhte Arbeitsanforderungen
  2. Familienkonflikte
  3. Finanzielle Sorgen

Und vor allem das Nicht-Eingebettet-Sein in das große Ganze.

Verschiedene Pilztypen

Wir behandeln hier nur die für unsere Arbeit wichtigsten Arten:

1. Schimmelpilze

- Blutstauungspilze. Verantwortlich für Durchblutungsstörungen aller Art (Gehirnschlag, Herzinfarkt, Embolie, Thrombose, Lymphstau, Elephantiasis)
- Sie ernähren sich von Eiweiß, besonders von tierischem Eiweiß (Heißhunger auf Fleisch).
- Sie können auch bei der Auslösung allergischer Reaktionen beteiligt sein. Hausstaubmilben-Allergien haben indirekt damit zu tun, da Hautschuppen enzymatisch durch die Schimmelpilze verändert werden und damit die Nahrungsgrundlage des Pilzes bilden.

A. Mucoraceen – Mucor racemosus

- Trockene Hautekzeme, verhornender Charakter, Ulcus cruris
- Gastrointestinale Symptome
- Schmerzhafte Periode, Wechseljahrsbeschwerden
- Hämorrhoiden

B. Aspergillaceen – Aspergillus niger

- Nässende Hautekzeme
- HNO: Lunge, Nasenschleimhaut, Stirn- und Nebenhöhlen, Sinusitis, Bronchitis, Tuberkulose, Lungenentzündung
- Augen

- Gehörorgan, Menière (Schwindel), Hörschwierigkeiten, Innenhörschäden, Tinnitus
- Herz, Leber, Milz, ZNS (Zentrales Nervensystem)
- Arthrosen, Knochenerkrankungen mit Kalziumstoffwechselstörungen

Aspergillaceen scheiden Pilzgifte aus, die Aflatoxine, die das ZNS schädigen und karzinogen (krebsfördernd) wirken. 1960 starben in England 100.000 Puten, 20.000 Enten und Wachteln. Im Futter dieser Tiere wurden viele Aspergillus Arten gefunden. Häufig findet man sie auch im Kompost, Heu, Stroh und im Abfall (Material, das sich selbst erwärmt).

Diese Pilzgifte sind nicht durch Kochen, Backen oder Gefrieren zu vernichten. Häufig sind Nüsse (Erdnüsse) und Schokolade davon belastet. Nach den Untersuchungen von Prof. Dr. Johann Bauer an der Technischen Universität München Anfang der 90er Jahre, wurden in bayrischen Milchprodukten Aflatoxine festgestellt.[15]

2. Hefepilze – Candida albicans

- Ernähren sich vom Zucker unseres Blutes. Dadurch kommt es zu Unterzucker und Heißhungeranfällen und Sucht nach Süßigkeiten
- Konzentrierte Kohlenhydrate (Zucker, weißes, denaturiertes Mehl) und gärungsfreudige Säfte (Alkohol, Bier, Obst) fördern ihr Wachstum
- Können Mitverursacher von Allergien sein
- Reizblase, Nierenbeschwerden
- Windeldermatitis bei Babys
- Prämenstruelles Syndrom, Sterilität
- Darm: Blähungen, aufgeblähter Bauch, Morbus Crohn

15 http://www.professoren.tum.de/bauer-johann/

- Sie leben bevorzugt auf Schleimhäuten: Speiseröhre, Zungenbelag, Vaginalmykosen
- Kopfschmerzen, Migräne, Müdigkeit

Sie produzieren Gifte in Form von Säuren, Alkohole (Fuselalkohole) und Toxine, die die Leber schwer belasten. (Leberzirrhose bei Nicht-Alkoholikern).

Testverfahren

Wir haben verschiedene Möglichkeiten die Pilze zu testen:

- Blutpilzkarten[16] auf Resonanz testen: Dazu nimmt der Anwender die Pilzkarten, hält sie vor dem Mykosepunkt und macht einen Beziehungstest. Verbindet die Rute die Karte mit dem Klienten, ist ein Pilzbefall vorhanden. Um herauszufinden, welches Organ betroffen ist, wird dann der Beziehungstest zu den verschiedenen Organen gemacht.
- Der Klient kann auch eine Liste mit Pilznamen[17] lesen während über der rechten Gehirnhemisphäre gestestet wird.
- Ein Blutstropfen, entnommen aus dem Finger des Klienten, kann mit dem Fokus auf Pilze getestet werden. Dann wird das Ganze in einen Briefumschlag oder in eine Plastikfolie getan, das ausgetestete Umkehrzeichen drauf gemalt und diese Information auf Wasser geprägt.
- Stuhluntersuchungen sind oft nicht aufschlussreich.
- Dunkelfeldmikroskopie
- Blutstropfen einschicken an ein dafür spezialisiertes Labor[18].

16 Blutpilzkarten in den PraNeoHom Seminaren erhältlich
17 Testliste am Ende vom Buch
18 Haefeli, Mycohaem, Alpenstrasse 16, CH-6300 Zug/Schweiz, www.mycohaem.ch

Ausleitungsverfahren

- Zunächst ist die Energiebalance vorzunehmen.
- Maximal zwei bis drei Pilze, bei denen dasselbe Umkehrzeichen testet, sind dann auf Wasser umzuschreiben.
- Sollten auch Schwermetalle testen, sollten diese immer zuerst ausgeleitet werden. Die Pilze haben die Eigenschaft, dass sie die Schwermetalle umhüllen, und uns dadurch davor schützen. Deshalb kann es auch vorkommen, dass sich die Schwermetalle erst nach der Mykoseausleitung zeigen.

Begleitende Maßnahmen

- Ernährung umstellen:
  1. Konzentrierte Kohlenhydrate (Zucker, weißes Mehl, Honig), Fleisch, Milchprodukte, Obst, Kaffee reduzieren oder ganz darauf verzichten.
  2. Dafür vermehrt Knoblauch, Meerrettich, Olivenöl, Zimt und Küchenkräuter verwenden. Kleinste Mengen ätherischer Öle aus unseren Küchenkräutern hemmen das Pilzwachstum.
  3. Viel lebendiges Wasser trinken.
- Den Schlafplatz auf geopathogene Störungen überprüfen lassen und gegebenenfalls entstören oder den Schlafplatz wechseln
- Antioxidantien schützen uns vor Vergiftungen jeder Art. Sie sind in der Lage, krankmachende, aggressive freie Radikale unschädlich zu machen, wie Selen (in Sesam, Kokosnuss, Fisch, Kohl, Pistazien, Sojabohnen und Sonnenblumenkernen). Weitere Quellen sind Vitamin E und C, Betakarotin (Pro-Vitamin A) und Anthocyane (Rote Beete), Gestengrassaft
- Basen zuführen: Nemabas (Nestmann)
- Süßwasseralgen: Spirulina, Bluegreen und Chlorella
- Symbiontic von Dr. Niedermaier
- Antimykotisch wirken Teebaumöl, Grapefruitkernextrakt und Oregano (Bio Würze von Biokin)
- Kolloidales Silber, natürliches Antibiotika

- Eventuell Antibabypille absetzen
- Ruhe und innere Harmonie
- EM, Effektive Mikroorganismen

Tipps bei Nagelpilz zur lokalen Anwendung

Aus der folgenden Liste das passende Mittel austesten, über einen längeren Zeitraum (mindestens ein halbes Jahr) täglich auftragen und 10-20 Minuten einwirken lassen. Danach die Nägel gründlich föhnen, damit auch unter dem Nagel das Gewebe trocknen kann.

- Essigessenz
- 1 EL gutes Salz, Bergkristall- oder Himalayasalz in 0,5 l Schnaps, Alkohol oder verdünnter Propolistinktur auflösen. Eventuell Oreganotinktur dazu.
- Saft einer frischen Zitrone
- Frische Aloe Vera Blätter drüber reiben
- EM, Effektive Mikroorganismen, Keramik, auflösen und auftragen oder EMA
- Kolloidales Silber
- Propolis Tinktur (färbt allerdings die Nägel gelb)

Testschema Mykosen

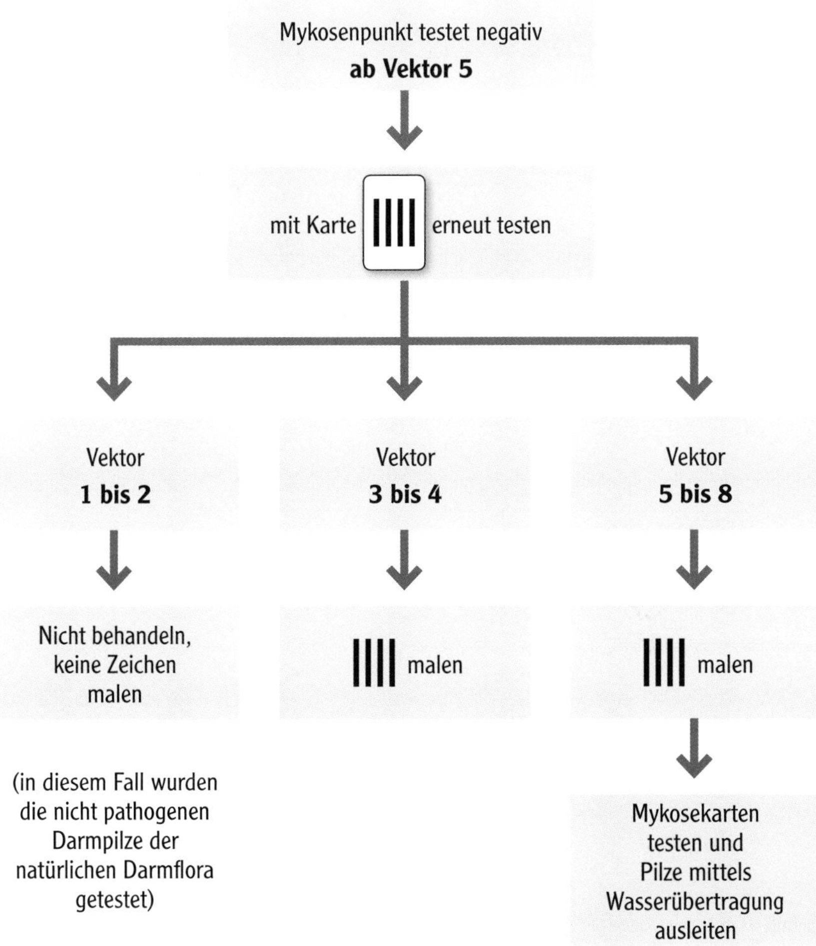

(in diesem Fall wurden die nicht pathogenen Darmpilze der natürlichen Darmflora getestet)

„Die Zähne sind im Bewusstsein der meisten Menschen vom Körper bzw. dem Organzusammenhängen gedanklich weitestgehend getrennt"
Antonie Peppler

III Zähne[19]

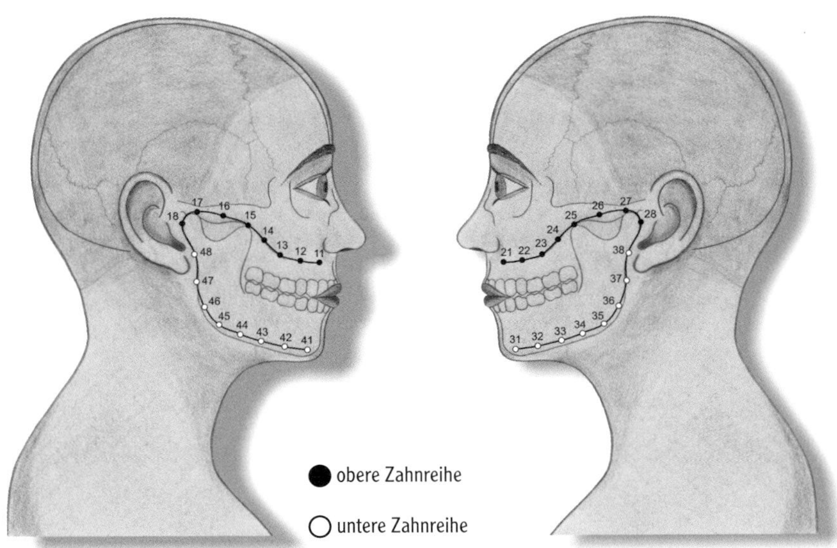

Zahnmeridian

Der Zahnmeridian ermöglicht es, auf schnelle Weise, einen Überblick zu bekommen über eventuelle Zahnstörfelder. Um zu einem genaueren Ergebnis zu kommen, ist es allerdings ratsam, dass der Klient mit dem Finger der linken Hand den Zahn direkt berührt.

19 Dieses Kapitel wurde freundlicherweise von Dr. med. dent. Friedrich Winkler, München ergänzt

Zahnanordnung:

Rechte Seite								Linke Seite							
18	17	16	15	14	13	12	11	21	22	23	24	25	26	27	28
48	47	46	45	44	43	42	41	31	32	33	34	35	36	37	38

Zahnstörfelder

Was kann ein Zahnstörfeld verursachen, was kann ich austesten?

- Ein Ungleichgewicht im Meridian
- Narben nach operativer Zahnextraktion (Weisheitszähne, Wurzelreste, Wurzelspitzenresektion
- Abszesse/Zysten
- Unverträgliche Materialien
- Brücke
- Krone
- Inlay
- Füllmaterial

Verschiedene Metalle gleichzeitig im Mund verursachen einen messbaren Strom.

- Zahnfleisch:
  1. Entzündung
  2. Paradontose/Paradontitis

- Karies:
  1. Eiterherd
  2. Zahnwurzel

Tote wurzelbehandelte Zähne (Resektion)

- Warnschmerz ist weg
- Leichengifte (Thioäther) können ausgeschieden werden

Kieferknochen enthält Restamalgam. Dieses sollte, wenn möglich, operativ entfernt werden.

Zahnmaterialien zum Austesten

- Betäubungsmittel
- Amalgam: Kupferamalgam oder Silberamalgam
- Goldlegierungen: Goldsparlegierungen enthalten einen hohen Anteil an Palladium oder Beryllium. Manchmal sind noch die Amalgamfüllungen unter Goldkronen versteckt.
- Porzellan, Farben
- Zement: Phosphat- oder Carboxylatzement
- Bonder, Kleber, Kunststoffe: Vinylpolymerisat, Acrylat oder Autoacrylat
- Bioplast, am natürlichsten, ähnelt dem menschlichen Eiweiß
- Legierungen: Chrom-Kobalt-Molybdän-Legierung, Zinnoxid, Palladium-Silber-Legierung oder Palladium-Kupfer-Legierung
- Ein hoher Platingehalt, kann auch negativ testen
- Für Implantate: Titan, Zirkonium und zum Knochenaufbau Bio-Oss® aus dem Kalb, Bio-Gide® vom Schwein oder „Evolution“ vom Rind

**Kein Zahnersatz ohne vorherige Testung.
Es ist viel leichter vorher zu handeln als danach.**

Zahnmaterialien verträglicher machen

Sollte ein Zahnmaterial unverträglich testen, welches sich schon im Körper befindet und nur mit großem Aufwand entfernt werden kann, kann die Unverträglichkeit gelindert werden, indem man individuell für diesen Menschen eine positive Information, wie „Liebe, Harmonie, Freude, Friede, etc.“ mit Ypsilon auf das Material prägt, nach dem Motto: „Höhere Information setzt sich durch.“

Dazu nimmt der Klient den Zettel mit der positiven Information in die linke Hand, während er mit der rechten Hand den Zahn mit dem Zahnmaterial (Amalgam, Palladium, etc.) berührt. Nach 1-3 Minuten ist das Metall positiv informiert. Zahnmaterialien können sein: Füllungen, Klebstoff, Kronen, Brücken, Implantate.

Achtung: Nach meiner Erfahrung können Metalle, die im Körper sind, nicht mit Umkehrzeichen umgeschrieben werden, da dann der Körper versucht, dieses Material auszustoßen und es dadurch zu erheblichen Beschwerden kommen kann.

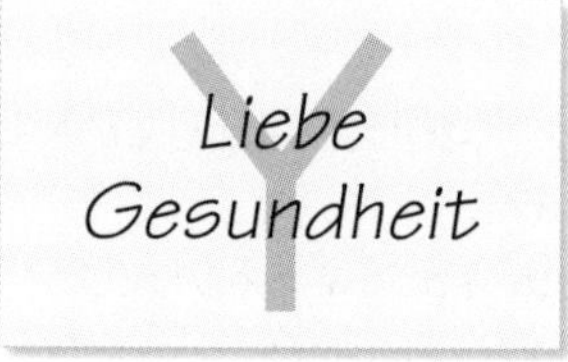

Bedeutung der Zähne[20]

1 Elterliche Prägung
2 Unterstützung
3 Vitalität
4 Rollenspiele in der Familie
5 Lebensmotivation
6 Position in der Gemeinschaft
7 Genuss oder Leidensfähigkeit
8 Individuelle Freiheit

1.1. Vater
1.2. Schutz, Unterstützung vom Vater oder an den Vater (Persönlichkeitsstärke)
1.3. Vitalkraft, wie zeige ich meine Kraft?
1.4. Stabilität zwischen Vater und Mutter(Kommunikation und Rollenspiel)
1.5. Lebensmotivation, Lebensaufgabe im rationalen Sinn
1.6. Position innerhalb der Gemeinschaft, rational
1.7. Genuss und Individualität oder rationale Anpassung
1.8. Pränatale Vaterprägung

2.1. Mutter
2.2. Schutz, Unterstützung von Mutter oder an die Mutter (Persönlichkeitsstärke)
2.3. Vitalkraft, wie zeige ich meine emotionale Kraft?
2.4. Stabilität zwischen Mutter und Vater (Kommunikation und Rollenspiel)
2.5. Lebensaufgabe, Lebensmotivation, emotionale Durchsetzung
2.6. Position und Austausch innerhalb der Gemeinschaft, emotional
2.7. Genuss und Individualität oder emotionale Anpassung
2.8. Pränatale Mutterprägung

20 Quelle: Antonie Peppler, http://www.ckh-online.com

3.1. Partnerschaftsfähigkeit, weibliche Rolle
3.2. Stabilität oder Unterwürfigkeit innerhalb der Partnerschaft
3.3. Veränderungswillig- und -fähigkeit im emotionalen Sinne (Dynamik)
3.4. Umsetzung und Finden der Lebensaufgabe bezüglich der Kinder
3.5. Geprägtes Verhalten Vorbild durch die Mutter
3.6. Umsetzung emotionaler Lebensfreude (Mutter)
3.7. Emotionale Kommunikationsfähigkeit
3.8. Emotionale Freiheit (Umsetzung)

4.1. Partnerschaftsfähigkeit, männliche Rolle
4.2. Stabilität oder Unterwürfigkeit in der Partnerschaft
4.3. Veränderungswillig und -fähigkeit im rationalen Sinne (Dynamik)
4.4. Umsetzung und Finden der Lebensaufgabe im Beruflichen
4.5. Geprägtes Verhalten Vorbild durch den Vater
4.6. Umsetzung rationaler Lebensfreude (Vater)
4.7. Rationale Kommunikationsfähigkeit
4.8. Rationale Freiheit (Umsetzung)

Herz Dünndarm	Pankreas Magen	Lunge Dickdarm	Leber Galle	Niere Blase	Leber Galle	Lunge Dickdarm	Pankreas Magen	Herz Dünndarm
Zwölffingerdarm Mittelohr Schulter Ellbogen ZNS	Rachen Kiefernhöhle Kehlkopf	Nase Nebenhöhlen Siebbein (Sinus ethm.) Bronchien	Keilbeinhöhle Gaumenmandeln Augen Hüfte Knie	Harnorgane Geschlechtsorgane Stirnhöhle Rachenmandeln Ohren	Keilbeinhöhle Gaumenmandeln Augen Hüfte Knie	Nase Nebenhöhlen Siebbein (Sinus ethm.) Bronchien	Rachen Kiefernhöhle Kehlkopf	Zwölffingerdarm Mittelohr Schulter Ellbogen ZNS
18	17 16	15 14	13	12 11 21 22	23	24 25	26 27	28

48	47 46	45 44	43	42 41 31 32	33	34 35	36 37	38
Schulter Ellbogen Illeum (Krummdarm) Mittelohr Periph. Nerven	Brustdrüsen Mittlerer Rachen Kiefernhöhle Kehlkopf	Nase Nebenhöhlen Siebbein (Sinus ethm.) Bronchien	Keilbeinhöhle Knie Gaumenmandeln Augen Hüfte	Harnorgane Geschlechtsorgane Stirnhöhle Rachenmandeln Ohren	Keilbeinhöhle Knie Gaumenmandeln Augen Hüfte	Nase Nebenhöhlen Siebbein (Sinus ethm.) Bronchien	Brustdrüsen Mittlerer Rachen Kiefernhöhle Kehlkopf	Schulter Ellbogen Illeum (Krummdarm) Mittelohr Periph. Nerven
Herz Dünndarm	**Pankreas Magen**	**Lunge Dickdarm**	**Leber Galle**	**Niere Blase**	**Leber Galle**	**Lunge Dickdarm**	**Pankreas Magen**	**Herz Dünndarm**

„Kühner als das Unbekannte zu erforschen kann es sein, das Bekannte zu bezweifeln“
H. Jaspers

IV. Amalgam und Schwermetalle

Einführung

Schwermetallbelastungen können schon über lange Zeit bestehen, ohne dass man diese bewusst wahrnimmt. Vor allem Schwermetalle, die wir jahrelang im Körper tragen in Form von Zahnmaterialien und insbesondere das Amalgam, können unsere Gesundheit erheblich belasten. Auch Belastungen durch Amalgam, das schon vor langer Zeit entfernt wurde, können noch im Körper festgestellt werden.

Aber auch durch die Nahrung, im Speziellen durch den Verzehr von Meeresfrüchten und Seefisch, kann der Köper mit Quecksilber und anderen Toxinen belastet werden. Es wurden Untersuchungen durchgeführt, bei denen festgestellt wurde, dass Kinder, die am Meer leben, stärker betroffen sind. Auch Pestizide, Herbizide und andere Chemikalien gelangen in unsere Nahrungskette. Textilien, Reinigungsmittel, Kosmetika, Leder, aber auch die Luft, die wir atmen, ist oft mit Abgasen, Druckerfeinstaub oder Ausdünstungen von Teppichen angereichert. Es kommt sogar zur Übertragung von Amalgam der Mutter während der Schwangerschaft auf den Fötus. Impfstoffe werden durch Quecksilber (Thiomersal) und Aluminium haltbar gemacht, was nach einigen Minuten schon im Gehirn feststellbar ist. All das sind körperfremde Stoffe, mit denen unser Körper fertig werden muss. Diese Schwermetallbelastungen können mit Hilfe einer Umschreibung und verschiedener pflanzlicher Mittel ausgeleitet werden.

Schwermetalle setzen sich, wie man heute weiß, bevorzugt an den Nervenenden fest. Somit kann es auch zu größeren Anlagerungen im Nervensystem kommen, die individuell unterschiedlich sein können. Oft ist der Körper nicht in der Lage, die Schwermetalle von sich aus auszuscheiden. Daher ist es meistens notwendig, Präparate zur Unterstützung der Ausleitung einzunehmen. Verschiedene Algenpräparate haben sich dabei besonders bewährt, in Kombination mit entsprechenden Kräuteressenzen.

Symptome einer Schwermetallbelastung

- 4 As: Allergie, Asthma, Atopisches Ekzem (Neurodermitis), Autismus
- Nervenkrankheiten, MS, Alzheimer, Parkinson, Trigeminus, Gedächtnisverlust
- Krebs, Gehirn-Tumore
- Arthrose, Arthritis (Gelenkkapseln), Fibromyalgie
- Hyperaktivität bei Kindern
- Depression, Wutanfälle (Bleivergiftung bei Kriegsveteranen)
- Schüchternheit bei Teenies
- Elektrosmogsensibilisierung
- Affinität zu Borreliose

Amalgam

Amalgam ist das Zahnmaterial, das hauptsächlich als Plombe bei Karies angewandt wurde über viele Jahrzehnte. Kaum jemand ist nicht in Berührung gekommen damit. Es besteht hauptsächlich aus Quecksilber (53%) und zusätzlich Silber, Zinn, Kupfer und etwas Zink. Der Name Quecksilber lässt sich von „quick", auf Englisch „schnell", ableiten. Es ist häufig zu beobachten, dass mit Quecksilber belastete Menschen es eilig haben. Laut Dr. Klinghardt haben Untersuchungen gezeigt, dass 24 Stunden nach dem Einsetzen einer Amalgamfüllung das Quecksilber schon im Stammhirn festzustellen ist und weitere 24 Stunden später überall im Gehirn. Weiter ist festgestellt worden, dass aus einer sieben Jahre alten Amalgamfüllung 70% des Quecksilbers in Form von Dampf verschwunden sind. 80% davon bleiben im Körper und werden ins Gehirn eingebaut. Durch den Speichel wird das Quecksilber von den Füllungen abgerieben, in den Darm transportiert, wo es unsere gesunde Darmflora schädigt und belastet. Die guten Mikroorganismen sterben und die schlechten speichern Quecksilber und verstoffwechseln es zu Methyl-Quecksilber, was noch viel schädlicher ist.

Das ist der Grund, weshalb unser Schwerpunkt bei der Ausleitung bei Amalgam und Quecksilber liegt. Dazu kommen das Aluminium und viele andere Metalle und Toxine. Am Modell der Amalgamausleitung können Sie auch alle anderen Toxine aus dem Körper ausleiten. Sollte das Amalgam Beschwerden verursachen, ist es ratsam dieses aus den Zähnen zu entfernen, wie im folgenden Kapitel erklärt wird.

Verschiedene Testverfahren

1. Um festzustellen ob Schwermetalle, sprich Amalgam, aus den Zahnfüllungen in den Körper kommt, gibt es folgenden Test:

- Speichel- oder Kaugummitest: Dafür wird ein zuckerfreier Kaugummi nüchtern 10 Minuten lang gekaut und dieser Kaugummi zur Untersuchung eingeschickt. Hiermit kann eine Belastung durch Quecksilber, Palladium, Nickel, Amalgam etc. festgestellt werden.

2. Um Schwermetalle im Körper nachzuweisen, gibt es folgende Testmöglichkeiten, die auch gleichzeitig Ausleitungsverfahren sind:

- DMPS-Test: Dimercaptopropansulfonat
  Dieser Test muss vom Arzt vorgenommen werden, die Substanz wird gespritzt. Es werden Quecksilber und 15 andere Metalle mobilisiert, die nach 20 Min. im Urin und Stuhl nachweisbar sind. Bei einer Ausleitung alle 6 bis 24 Wochen wiederholen. Der Nachteil ist, dass wichtige Mineralstoffe (wie Zink und Kupfer) und Enzyme mitausgeschieden werden. Es kann zu einer Elektrolytentgleisung kommen. Daher müssen sie unbedingt ersetzt werden. Auch kann eine allergische Reaktion auftreten. Dieser Test darf nicht vorgenommen werden, wenn die Person noch Amalgam im Mund hat.

- DMSA-Test: Dimercapto Succinic Acid
  Dieser Test wird oral vorgenommen. Es werden Quecksilber, Blei und Cadmium ausgeschieden. Der dritte Stuhl nach Einnahme wird dann untersucht. Der Test kann alle ein bis vier Wochen wiederholt werden. Kontraindiziert ist er bei MS-Patienten. Bei vielen Patienten ist er auch magenunverträglich.

3. Um Gifte in Wohnräumen festzustellen, gibt es folgende Möglichkeiten:

- Buttertest: Dadurch können fettlösliche Gifte, z.B. aus chemischer Reinigung oder Abgasen, getestet werden. Dafür wird ein Stück Butter halbiert. Die eine Hälfte acht Tage offen stehen lassen. Die andere Hälfte luftdicht verpackt aufbewahrt. Beide Proben werden eingeschickt.
- Hausstaubuntersuchung: Uralte Lösungsmittel und Metalle können im Staub festgestellt werden. Dafür muss der Staub gekehrt (kein Staubsaugerbeutel) und eingeschickt werden.
- Kohlesammler: Aktivkohle-Prüfröhrchen acht Tage auf den Boden stellen. Flüchtige Substanzen, wie Lösungsmittel und Formaldehyd, können auf diese Weise festgestellt werden

Amalgamentfernung aus den Zähnen

Folgendes sollte unbedingt beachtet werden:

- Vor der Entfernung das Amalgam aus den Zähnen mindestens einen Monat lang aus dem Bindegewebe ausleiten, wie in den nächsten Kapiteln beschrieben wird, mit Chlorella, Bärlauch und ein stärkendes Mittel für Leber und Niere.
- Mit dem Zahnarzt besprechen, was für ein Material in den Mund kommt. Zu bevorzugen ist ein Provisorium aus Zement, welches mindestens ein Jahr drin bleiben kann. Prinzipiell alle Materialien, die in den Mund sollen, vorher austesten. Auch hier gibt es verschiedene Zemente zur Auswahl.
- Vor und nach dem Zahnarzttermin homöopathisch Arnica C30 oder C200 Globuli einnehmen. Sie helfen dem Körper bei der Wundheilung.
- Immer nur die Füllung von ein bis zwei Zähnen oder von höchstens einem Quadranten auf einmal entfernen. Bei Allergikern oder kranken Menschen ist es ratsam, zunächst mit einem Zahn anzufangen und dann die Reaktion des Körpers abzuwarten.

- Niedertourig bohren, ordentlich absaugen. Um das zu erreichen, kann man dem Zahnarzt sagen, dass man ein Amalgamstück aufbewahren will für eventuelle spätere Testungen. Das zwingt ihn zum niedertourigen Bohren ohne sich bevormundet zu fühlen. Das ist übrigens ein Tipp von einem Zahnarzt, der meine Seminare besucht hat.
- Der Kofferdamm, auch Spanngummi genannt, wird über dem Zahn befestigt, um das Verteilen des Amalgams in der Mundhöhle zu verhindern. Dadurch wird der zu behandelnde Zahn vom restlichen Mundraum abgeschirmt. Der Kofferdamm lässt sich nicht immer verwenden, sollte aber angestrebt werden. Trotzdem muss so viel wie möglich abgesaugt werden, um die beim Rausbohren entstehenden Quecksilberdämpfe nicht einzuatmen. Der Kofferdamm wird kontrovers diskutiert. Gegner sind der Meinung, dass sich dadurch vermehrt Quecksilberdämpfe bilden, die dann eingeatmet werden.
- Während des Zeitraumes (Monate bis ein halbes Jahr), in dem das Amalgam aus den Zähnen vom Zahnarzt entfernt wird, sollte die Dosis der Chlorella Algen nach jedem Zahnarztbesuch einige Tage erheblich erhöht und die Ausleitung aus dem Bindegewebe fortgesetzt werden.

Unbedingt nach der vollständigen Entnahme aus dem Körper

Ausleiten!

Viele Menschen wissen nicht, dass Amalgam so lange im Körper bleibt, bis es aktiv ausgeleitet wird, d.h. aus dem Körper (Bindegewebe und Nerven) entfernt wird.

Ausleitung

Ausleitungen und Umschreibungen bringen dem Klienten in der Regel große Erleichterung; auch jahrelange Beschwerden konnten überwunden werden. Gute Erfahrungen habe ich mit der Schwermetallausleitung nach Dr. med. Dietrich Klinghardt[21] gemacht, in Kombination mit den Zeichen von Erich Körbler.

Amalgam und Quecksilber lagern sich an zwei verschiedenen Orten im Körper ab:

- Extrazellulär im Bindegewebe
- Intrazellulär in der Nervenzelle (Spinalganglien, Gehirn)

Osmotischen Gradienten schaffen, d.h. zuerst extrazellulär ausleiten und erst wenn das Bindegewebe frei ist, intrazellulär vorgehen.

Ausleitung aus dem Bindegewebe, extrazellulär

Es ist das Amalgam, was spürbar und testbar ist, was uns müde macht, eventuell Probleme mit Organen wie Niere, Leber und Darm (z.B. Morbus Crohn) verursacht und oft Lebensmittelallergien hervorruft, aber auch die Ursache sein kann für Tumore, chronische Schmerzen und Hypercholesterinämie. Der natürliche Schutz des Körpers davor sind Mykosen (Candida). Schwermetalle werden von Pilzen umhüllt. Wenn wir diese Pilze entfernen, nehmen wir dem Klienten den natürlichen Schutz, d.h. wir sollten immer zuerst die Schwermetalle ausleiten.

Zeigt der Toxinpunkt bei unserem Klienten eine Belastung an (Sinus, Strich-Sinus oder Zwei-Strich-Sinus), kann es folgendes bedeuten:

- Er hat noch Amalgam in den Zähnen
- Er hat Amalgam sanieren lassen ohne auszuleiten

21 INK-Institut für Neurobiologie nach Dr. Klinghardt GmbH, http://www.ink.ag

- Er hat Schwermetalle z.B. über die Nahrung oder Umwelt aufgenommen

Achtung: Der Toxinpunkt zeigt manchmal nicht an, obwohl der Klient noch Amalgam in den Zähnen hat. Das wird so gedeutet, dass er derzeit davon nicht belastet ist.

Mittel zur Ausleitung

In allen drei Fällen können wir folgendermaßen vorgehen:

1. Bindungsmittel
2. Mobilisierungsmittel
3. Stärkung der Niere
4. Stärkung der Leber

1. Bindungsmittel Chlorella-Alge

Um das Amalgam aus dem Bindegewebe auszuleiten, eignet sich hervorragend eine einzellige Süßwasseralge aus Ostasien, namens Chlorella Pyrenoidosa. Diese Alge hat eine Membran, die Schwermetalle wie ein Schwamm absorbiert und sehr stark bindet. Sie saugt sich regelrecht mit Schwermetallen voll und zwar nicht nur mit Quecksilber, sondern auch mit Cadmium, Nickel, Blei, Gold, Platin, Palladium und die gängigen Umweltgifte – Dioxin, Formaldehyd und Insektenschutzmittel. Alle in der Zahnheilkunde verwendeten Metallstoffe werden durch diese Alge gebunden und durch die Niere (Urin) und Leber (Stuhl) ausgeschieden. Diese beiden Organe müssen wir bei der Ausleitung besonders schonen. Die Ausleitung erfolgt zum größten Teil über den Darm.

Die Chlorella-Alge hat reinigende Eigenschaften durch den Gehalt an Chlorophyll, das einen ähnlichen Aufbau hat wie unser Hämoglobin (roter Blutfarbstoff). Sie hat auch einen hohen Gehalt an Vitaminen und Mineralien. Manchmal muss die Alge über längere Zeit eingenommen werden. Die Dosis wird jeweils individuell ausgetestet. Es ist besonders wichtig, auf die Qualität zu achten, da sonst die Gefahr besteht, bereits mit Schwermetallen belastete Chlorella einzunehmen.

Achtung: Manche Menschen vertragen keine Chlorella (vorher austesten.) Man kann alternativ andere Bindungsmittel geben oder Chlorella umschreiben und erst danach die Ausleitung beginnen.

Wenn der Klient Chlorella verträgt, sich aber schlecht fühlt, muss oft die Dosis erhöht werden, und zwar aus folgendem Grund: Chlorella wirkt durch zwei Komponenten, eine Komponente mobilisiert Schwermetalle im Gewebe, die dann flüssig werden und im Blut erscheinen; die andere Komponente ist die Zellmembran, die Schwermetalle im Darm bindet. Gibt man kleine Mengen an Chlorella, mobilisiert sie oft mehr Schwermetalle als sie binden kann und es kommt zu Beschwerden wie Kopfschmerzen, Übelkeit, etc. Wenn man aber hohe Dosen gibt, wird sehr viel mehr Quecksilber gebunden als mobilisiert.

Dosis: zwischen 1 und 100 Tabletten am Tag. Bitte austesten, in der Regel sind es bei starker Belastung um die 20-30. Es kann auch von Tag zu Tag variieren. Wenn der Klient es selbst austesten kann, ist es ideal. Auf jeden Fall ist es gut, dem eigenen Gefühl zu vertrauen. Ich nahm z.B. in einer Woche am 1. Tag 100 Tabletten, am 2. Tag 90, am 3. Tag 75 usw. und kam erst nach 7 Tagen wieder auf die Dosis von 20 Tabletten pro Tag. Ich bin in dieser Woche, in der ich anscheinend überschwemmt war mit Schwermetallen, in der Früh aufgestanden und habe erst mal 30 Tabletten zu mir genommen, um überhaupt auf die Beine zu kommen.

Bei manchen Menschen wirkt Chlorella stopfend, also viel Wasser dazu trinken und auf die Verdauung achten. Die Tabletten (Presslinge) können auch in Gemüsesaft oder in Smoothies püriert, für Babys in den Brei gemischt werden.

Verschiedene Chlorella Algen:

- Chlorella Pyreinosa (Biokin), bindet Schwermetalle am besten
- Chlorella Vulgaris (Biokin), verträglicher bei empfindlichem Darm, enthält mehr Fett und weniger Mineralien
- Nepro-Rella (Nestmann)
- Chlorella Extrakt (Biokin), gut bei Kindern, fördert Kieferwachstum, in Verbindung mit Chlorella oder falls Chlorella nicht vertragen wird, sehr gut in der Schwangerschaft, bindet auch Schwermetalle im Gehirn

Weitere Bindungsmittel:

- Zeolith, ein Vulkangestein (Biokin), gut für die Aluminiumausleitung
- Bentolith
- Capilarex, Pektin-Ballaststoff aus Süßwasser-Schilfgras
- Froximun (Vulkangestein)
- MSM (Biokin) organisch gebundener Schwefel, spez. bei Lösungsmitteln (Benzol, Toluol, etc.) Foramaldehyd, Holzschutzmitteln, bei toten Zähnen (Tioäther), bei Gelenkbeschwerden

2. Mobilisierung aus dem Bindegewebe mit Bärlauch

Zur Mobilisierung wird Bärlauch eingesetzt. Bärlauch, volkstümlich auch Waldknoblauch genannt, ist eine heimische wilde Lauchpflanze und sehr reich an schwefelaktiven Verbindungen und an hohem natürlichen Gehalt an Eisen, Magnesium, Mangan und Adenosin. Der Schwefel und das Cystein machen Bärlauch zu einem guten Chelatbildner für toxische Metalle, so dass sie gut ausgeschieden werden können.

Bei der Schadstoffausleitung bewirkt Bärlauch folgendes:

- Aufbrechen eingekapselter Depots
- Schwefelverbindungen binden fettlösliche Schadstoffe
- Pathogene Keime und Pilze im Darm werden beseitigt
- Herzfunktion und Blutzirkulation werden verbessert
- Vorbeugung bei Arteriosklerose

Verschiedene Verabreichungen von Bärlauch:

- Bärlauch Würze (Biokin)
- Bärlau® (Nestmann), Essenz oder Kapseln
- Allium ursinum, Bärlauchtinktur
- Bärlauchtinktur aus frischem Bärlauch (Allium ursinum) selbst herstellen nach folgendem Rezept: Frische Bärlauchblätter vor der Blüte im Frühjahr ernten und in 30% Alkohol oder in hochprozentigen Schnaps einlegen und drei Wochen ziehen lassen. Danach absieben. Manche mögen den Geschmack überhaupt nicht, andere lieben ihn.
- Bärlauchpesto ist gut als Nahrungsmittel, aber nicht ausreichend für eine Ausleitung. Die zu verzehrende Menge wäre zu groß.
- Alternativ dazu Knoblauch gefriergetrocknet (Biokin)

3. Stärkung der Niere

- Goldrute Bio Würze (Biokin)
- Solidago H (Nestmann), homöopathisches Komplexmittel
- Solidago-Tinktur

4. Stärkung der Leber

- Löwenzahn Bio Würze (Biokin)
- Herbanest (Nestmann), pflanzliches Komplexmittel
- Mariendistel, Carduus marianus-Tinktur

Diese Nahrungsergänzungs- und Arzneimittel sind rein pflanzlich und im Internet (Biokin) oder in der Apotheke (Nestmann) rezeptfrei erhältlich. Die Dosis und eventuell Uhrzeit der Einnahme kann individuell ausgetestet werden.

In der Regel ist die Tagesdosis je 30 Tropfen, entweder verteilt über den Tag oder passend zur Organuhr der Chinesischen Medizin. In diesem Fall Nierenmittel vor dem Abendessen, Lebermittel spätabends und Bärlauch und Chlorella verteilt über den Tag einnehmen.

5. Weitere Mittel

- Antioxidantien, Vitamine und Mineralstoffe in natürlicher Form, Saftkonzentrat zur Deckung des täglichen Nährstoffbedarfs (La-Vita, ID Nummer 310071)
- Acerola Pulver aus der Acerolakirsche (Biokin), natürliches Vitamin C ist in der Lage, sowohl organische als auch anorganische Gifte zu neutralisieren (Quecksilber, Cadmium, Blei, Arsen, Chrom, Benzol u.a.)
- Für die Lymphe, Grindelia (Nestmann)
- Für den Darm, Okoubaka homöopathisch
- Aktivkohle bei Palladiumbelastung, Myrrhinil Intest (Repha), besteht aus Myrrhe, Kaffeekohle und Kamillenblüten
- Indianertee Flor Essence zur Unterstützung der Entgiftung
- Die Pflanze Gundermann ist gut bei Bleiausleitung

Unterstützung der Ausleitung mit Zeichen

Achtung: Nur wenn kein Amalgam mehr in den Zähnen ist! Nicht in der Schwangerschaft und Stillzeit!

Sollte der Klient bei einer bestehenden Schwermetallbelastung kein Amalgam mehr im Mund haben, ist es gut, das Amalgam auch informatorisch auszuleiten, da dadurch der Ausleitungsprozess beschleunigt wird. Bei der gezielten Ausleitung aller Schwermetalle können Sie folgendermaßen vorgehen: Der Klient sagt laut: "Amalgam" – danach "Quecksilber", während Sie über der rechten Gehirnhälfte den Ausschlag der Rute testen. Diese durch das Austesten erhaltene Information wird dann auf einen Zettel notiert und in Kombination mit dem entsprechenden Zeichen auf Wasser übertragen.

In der Regel wird wie folgt verfahren: Zuerst Amalgam und Quecksilber mit dem ausgetesteten Umkehrzeichen (Zwei-Strich-Sinus, Strich-Sinus oder Sinus) und anschließend mit dem kleineren Umkehrzeichen bis zum Sinus ausleiten. Zum Abschluss der Behandlung und zur Stabilisierung wird das Zeichen Ypsilon verwendet. Wie oft und wie lange, wird ausgetestet.

Ich empfehle jeweils zwei bis drei Toxine gleichzeitig auf Wasser umzuschreiben. Und zum Schluss das Wort Schwermetalle oder Toxine mit Ypsilon! Die Erfahrung hat gezeigt, dass das Ausleiten längerfristig vorhält, wenn die Abschlussbehandlung mit dem Ypsilon vorgenommen wurde. Die Stabilisierung mit dem Ypsilon unterstützt den erfolgreichen Ausleitungsprozess.

Eine Informationsübertragung auf Wasser kann folgendermaßen aussehen:

12 Tage 2x täglich

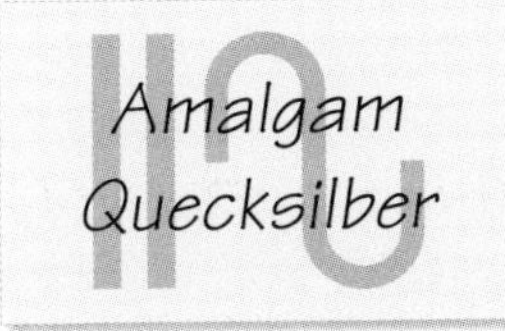

Danach 2 Wochen 1x täglich

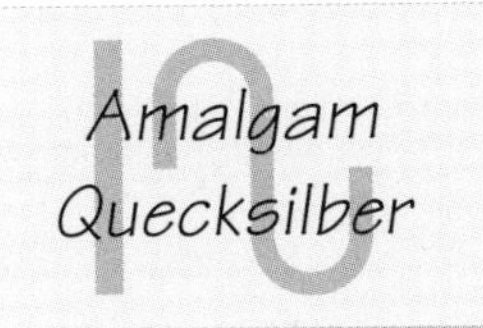

Danach 17 Tage 1x täglich

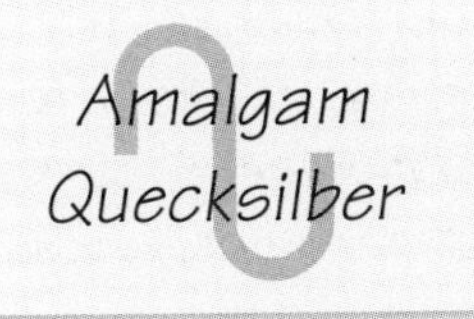

Und zum Schluss 5 Tage 1x täglich

oder

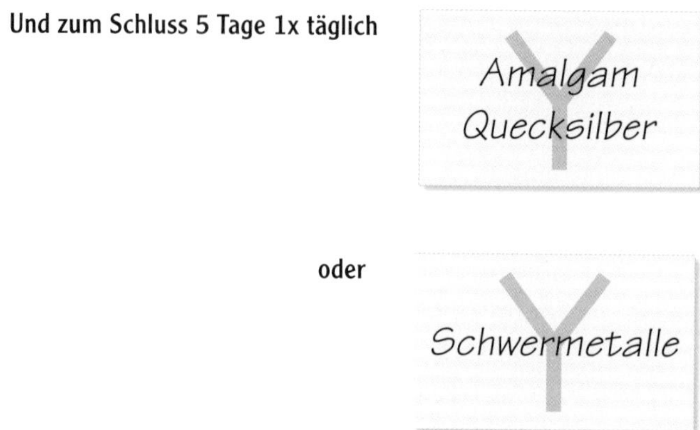

Während der Ausleitungsphase ist es empfehlenswert, durch die Energiebalance (mit Zeichen bemalte Akupunkturpunkte) den Körper energetisch zu unterstützen.

Ausleitung aus den Nervenzellen, intrazellulär

Quecksilber hat die Eigenschaft, die Nervenzelle mit allen darin befindlichen Toxinen zu verschließen. Das Amalgam, das in der Nervenzelle verschlossen ist, scheint eine Rolle zu spielen bei schweren Krankheiten wie MS, Alzheimer und Parkinson unter anderen. Leitsymptome sind brennende Schmerzen, Taubheitsgefühl und Tremor. Es verursacht auch psychische Störungen wie Schlaflosigkeit, Depression, Gedächtnisschwäche und Hyperaktivität bei Kindern.

Testung von intrazellulären Schwermetallen

Laut Dr. Klinghardt können wir intrazelluläre Schwermetalle nicht wie üblich mit der Einhandrute testen: Dabei sagt der Klient das Wort „Quecksilber" oder „Schwermetalle" während der Praktiker über der Gehirnhemisphäre testet. Ich vermute, dass das Quecksilber in der Nervenzelle derart gebunden ist, dass es nicht mehr auf das Wort „Quecksilber“ anspricht. Auch der Toxinpunkt zeigt oft keine Belastung, obwohl Schwermetalle noch intrazellulär vorhanden sind. Die intrazellulären Schwermetalle liegen im Verborgenen. Wie können wir sie testen?

Dazu wird ein Beziehungstest gemacht. Der Praktiker nimmt ein quecksilberhaltiges Teströhrchen und hält es an den Klienten, während er die Einhandrute dazwischen hält und den Ausschlag beobachtet. Wenn sich die Rute vom Klienten zum Röhrchen bewegt, zeigt sie an, dass die Person bzw. das Organ auf Resonanz geht. Jetzt kann man davon ausgehen, dass noch Schwermetalle in der Zelle vorhanden sind.

Mobilisierung aus der Zelle

Dr. Klinghardt fand heraus, dass Korianderkraut die Eigenschaft hat, die Nervenzelle zu öffnen, so dass das Quecksilber ins Bindegewebe ausgeschieden werden kann und somit wieder testbar ist. Die aromatischen Inhaltsstoffe von Koriander sind offenbar in der Lage, das in den Zellen des Nervensystems anhaftende Quecksilber zu lösen. Nun kann es aus dem Bindegewebe ausgeleitet werden. Diese Tatsache bewirkt, dass Klienten, die am Toxinpunkt keine Belastung zeigen, nach Koriandereinnahme wieder eine Belastung testen.

Dr. Klinghardt lässt den Patienten in der Praxis Koriander einnehmen. Danach testet er das von der Nervenzelle ins Bindegewebe ausgeschüttete Quecksilber. Ist eine große Menge in den Nervenzellen gespeichert, wird nach der Einnahme wieder eine Quecksilberbelastung positiv testen. Dann kann der Patient – wie oben beschrieben – das Quecksilber erneut umschreiben auf Wasser. Es kommt auch häufig vor, dass jetzt andere Schwermetalle oder Gifte positiv testen, die durch das Quecksilber in der Nervenzelle gebunden waren. Sobald Koriander eingenommen wird, wird nicht nur Quecksilber frei, sondern auch alle anderen Gifte wie: Dioxin,

Formaldehyd, Holzschutzmittel, alle anderen Metalle, Zinn, Aluminium. Plötzlich zeigen sich diese Gifte, die man vorher nicht feststellen konnte.

Koriander (Coriandrum sativum, eine Apiaceae) wird auch als „chinesische Petersilie" bezeichnet und hat darüber hinaus folgende Eigenschaften:

- Wirkt stärkend, anregend, hilft gegen Blähungen, fördert die Darmtätigkeit
- Wirkt gegen Bakterien und Parasiten
- Ist desinfizierend, schmerzstillend und krampflösend

Wann gebe ich Koriander?

Auch hier teste ich den besten Zeitpunkt aus: In der Regel erst, wenn das Bindegewebe keine Belastung zeigt, um den Klienten nicht zu überfordern. Mit der Gabe von Koriander gelangen die Toxine von der Zelle ins Bindegewebe, d.h. in den Umlauf. Es ist wichtig, nicht zu früh damit anzufangen und den Zeitpunkt hierfür sorgfältig auszuwählen (z.B. nicht während Prüfungsphasen, beruflicher oder privater Belastung).

Achtung: Keinen Koriander geben, wenn noch Amalgam in den Zähnen ist. Nicht in der Schwangerschaft und Stillzeit! Vorsicht bei Kindern!

Verschiedene Verabreichungen von Koriander:

- Koriander Bio Würze (Biokin), besser verträglich in heißem Wasser oder in die Haut einreiben
- Cilantris-Essenz oder Tabletten (Nestmann)
- Koriandertinktur selbst herstellen nach folgendem Rezept: Frisches Korianderkraut (am besten biologisches) in 30% Alkohol oder in hochprozentigen Schnaps einlegen und drei Wochen ziehen lassen. Danach absieben.

Während der Einnahme von Koriander ist es gut, die Kuppen der Mittelfinger zu massieren, um die entsprechenden Reflexzonen des Gehirns zu aktivieren. Dazu unbedingt Chlorella und Bärlauch nehmen, Niere und Leber mit pflanzlichen Mitteln unterstützen. Das ist ganz wichtig, da die Schwermetalle von den Nervenzellen in das Bindegewebe kommen und von dort ausgeschieden werden müssen.

Während der ganzen Ausleitungszeit ist es wichtig, viel Wasser zu trinken und eine eiweißreiche Ernährung mit pflanzlichem Eiweiß oder Fleisch zu sich nehmen, da die schwefelhaltigen Aminosäuren wichtig sind, um die Schwermetalle aus dem Körper heraus zu transportieren. Man bekommt richtig Heißhunger darauf. Vegetarier können vermehrt Tofu und Hülsenfrüchte zu sich nehmen.

- Viel Wasser trinken
- Eiweißreiche Ernährung, mit pflanzlichem Eiweiß oder Fleisch
- Chlorella kann stopfend wirken, aber auch das Gegenteil bewirken, auf die Verdauung achten
- Wenn Beschwerden auftreten, Chlorella-Dosis erhöhen

Schwermetallausleitungen sind nicht angenehm, aber ich verspreche, es lohnt sich! Der Anwender muss individuell abschätzen, wie schnell oder sanft er bei jedem Klienten vorgehen kann. Das ist der Schlüssel zu einer erfolgreichen Ausleitung.

Sonderfälle

Bei Babys und Kleinkindern

Wie kommt eine Amalgam- und Quecksilberbelastung schon in den Körper eines wohl behüteten Babys?

- Eine der Quellen ist das Amalgam in den Zähnen der Eltern. Das Amalgam wird pränatal über die Plazenta von der Mutter auf den Fötus übertragen. Man sagt auch, dass das Amalgam vom Vater über zwei Generationen als Information noch nachweisbar ist.
- Die andere Quelle sind die Impfungen. Diese werden mit Quecksilber (Thiomersal) haltbar gemacht und belasten zusätzlich den kindlichen Organismus.

Folgen können sein:

- Allergien
- Neurodermitis
- Krupphusten und Asthma
- ADS oder Hyperaktivität
- Schwarze Milchzähne
- Geschwollene Zunge mit seitlichen Zahnabdrücken

Zum Ausleiten kann in diesem Fall so vorgegangen werden, als handle es sich um ein Miasma, eine über Generationen weitergegebene Schwäche des Organismus:

- Energiebalance durchführen, um den Organismus auszugleichen
- Umschreibung auf Wasser
- Homöopathisch Mercurius solubilis geben. Die Potenz kann ausgetestet werden oder man fängt mit einer niedrigen Potenz an (C30) und geht dann weiter hoch (C200, C1000 etc.). Meistens reicht eine Gabe. Bei der Homöopathie ist es am sichersten, das Mittel und die Potenz blind auszutesten.

Bei Kindern und Jugendlichen

- Chlorella Pyreinosa oder Vulgaris
- Chlorella Extrakt (Biokin)
- Homöopathisch Mercurius solubilis

Bei Schwangeren und während der Stillzeit

- Chlorella Pyreinosa oder Vulgaris
- Chlorella Extrakt (am Ende der Schwangerschaft nicht zu viel nehmen)
- Stärkung der Niere und Leber
- Bei Bärlauch genau austesten, ob förderlich

Achtung kein Koriander!

Zusammenfassung

Falls beim Patienten sowohl Schwermetalle als auch Mykosen und Allergien vorkommen, empfehle ich folgende Reihenfolge einzuhalten:

- Zuerst das ausleiten, was nicht in den Körper gehört, die Toxine und Schwermetalle
- Dann die Mykosen (Pilze), die oft begleitend mit Toxinen auftauchen, und die möglicherweise die Ursache der Allergie sein können
- Und zum Schluss, falls noch notwendig, die Allergien umschreiben

Verschiedene Möglichkeiten

Amalgam noch in den Zähnen

Toxinpunkt testet einen Vektor 5-8:

- Ausleitung aus dem Bindegewebe mit den Mitteln Chlorella oder Zeolith, Bärlauch, Stärkung der Niere und Leber
- Ausleitung der übrigen Toxine aus dem Bindegewebe, die nicht im Amalgam enthalten sind. Diese sind Silber, Zinn, Kupfer und Zink. Dazu die Testliste anwenden
- Positive Information auf das Amalgam direkt prägen. (Wie das geht, steht auf Seite 45.)
- Keine Wasserübertragung, die den Körper veranlassen würde das Amalgam auszuscheiden
- Keine Intervention intrazellulär

Amalgam wurde aus den Zähnen entfernt, aber nicht ausgeleitet

Toxinpunkt testet einen Vektor 5-8:

- Ausleitung aus dem Bindegewebe mit den Mitteln Chlorella oder Zeolith, Bärlauch, Stärkung der Niere und Leber
- Umschreibung auf Wasser mit Umkehrzeichen
- Ausleitung der übrigen Toxine aus dem Bindegewebe. Dazu die Testliste anwenden.
- Anschließend mit Hilfe von Koriander die Zelle öffnen und das Amalgam intrazellulär ausleiten
- Ausleitung aus der Nervenzelle mit Koriander und den Mitteln zur extrazellulären Ausleitung (Chlorella oder Zeolith, Bärlauch, Stärkung der Niere und Leber)
- Ausleitung der übrigen Toxine aus der Nervenzelle.

Amalgam wurde aus den Zähnen entfernt und ausgeleitet

Toxinpunkt testet einen Vektor 1

- Durch Einnahme von Koriander wird ersichtlich, ob noch Amalgam intrazellulär vorhanden ist

- Falls es der Fall ist, intrazellulär ausleiten:
  1. Ausleitung aus der Nervenzelle mit Koriander und den Mitteln zur extrazellulären Ausleitung (Chlorella oder Zeolith, Bärlauch, Stärkung der Niere und Leber)
  2. Ausleitung der übrigen Toxine aus der Nervenzelle.
  3. Umschreibung auf Wasser mit Umkehrzeichen

Weitere Toxine umschreiben

Verwenden Sie dazu die Testlisten am Ende des Buches.

- Aluminium
- Benzol
- Dioxin
- Formaldehyd
- Silber

Körpereigene Metalle

Beim Testen der Testliste für Metalle kann es vorkommen, dass Metalle mit Vektor 5-8 testen, die wir durchaus auch brauchen, z.B. Eisen, Kupfer, Zink oder Selen. In diesem Fall zeigt die Rute, dass eine Disharmonie besteht zwischen unserer gesunden Schwingung und der des Metalls. Es kann bedeuten, dass wir zu viel oder zu wenig davon haben. In beiden Fällen können wir durch die Umschreibung auf Wasser mit dem Umkehrzeichen die Harmonie wieder herstellen. Der Körper regelt dann, was notwendig ist dafür, Ausleitung oder vermehrte Aufnahme durch die Nahrung. Gerne können Sie auch abfragen, ob es sich um einen Mangel handelt, und z.B. Eisen oder Selen zuführen.

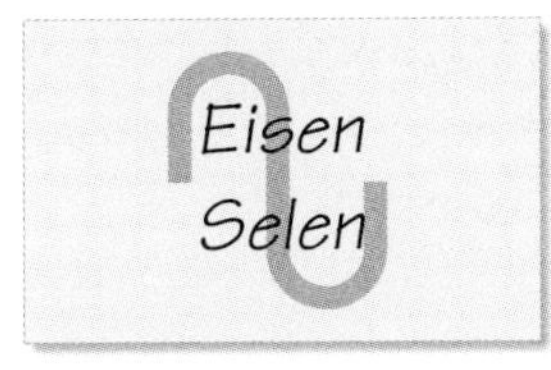

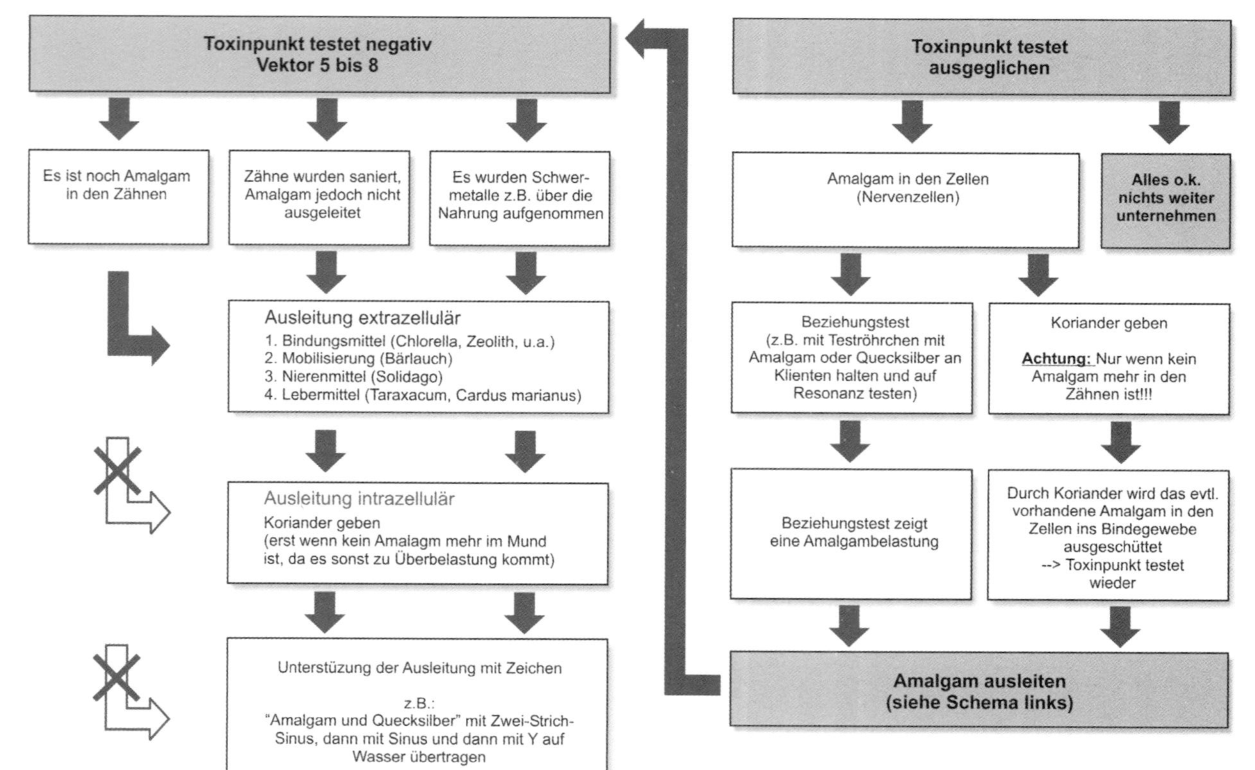
Toxinausleitung am Beispiel von Amalgam
Toxinpunkt testet negativ Vektor 5 bis 8
Es ist noch Amalgam in den Zähnen
Zähne wurden saniert, Amalgam jedoch nicht ausgeleitet
Es wurden Schwermetalle z.B. über die Nahrung aufgenommen
Ausleitung extrazellulär
1. Bindungsmittel (Chlorella, Zeolith, u.a.)
2. Mobilisierung (Bärlauch)
3. Nierenmittel (Solidago)
4. Lebermittel (Taraxacum, Cardus marianus)
Ausleitung intrazellulär
Koriander geben
(erst wenn kein Amalagm mehr im Mund ist, da es sonst zu Überbelastung kommt)
Unterstüzung der Ausleitung mit Zeichen
z.B.:
"Amalgam und Quecksilber" mit Zwei-Strich-Sinus, dann mit Sinus und dann mit Y auf Wasser übertragen
Toxinpunkt testet ausgeglichen
Amalgam in den Zellen (Nervenzellen)
Alles o.k. nichts weiter unternehmen
Beziehungstest (z.B. mit Teströhrchen mit Amalgam oder Quecksilber an Klienten halten und auf Resonanz testen)
Koriander geben
Achtung: Nur wenn kein Amalgam mehr in den Zähnen ist!!!
Beziehungstest zeigt eine Amalgambelastung
Durch Koriander wird das evtl. vorhandene Amalgam in den Zellen ins Bindegewebe ausgeschüttet --> Toxinpunkt testet wieder
Amalgam ausleiten (siehe Schema links)

„When I argue with reality,
I lose – but only 100% of the time.

Frei übersetzt:
"Wenn ich mich mit der Wirklichkeit anlege
verliere ich und zwar jedes Mal."
Byron Katie

V. Wohngifte

Grundsätze der Toxikologie

1. Dosis: Je länger die Einwirkzeit, um so niedriger die schädliche Dosis
2. Synergismus: Je mehr Noxen[22] zusammen wirken, um so größer der Effekt
3. Immunsupression: Vorschädigungen können das Ausgleichvermögen des Körpers reduzieren oder sogar lahm legen
4. Exposition: Schwache Noxen bei langer Einwirkdauer sind schädlicher als starke Noxen bei kurzem Kontakt
3. Risikopersonen: Kinder, ältere Menschen, Kranke, Schwangere, stillende Frauen und Überempfindliche

Aluminium

Vermehrt im Gehirn von verstorbenen Alzheimerpatienten gefunden. Leitsymptom der Aluminiumvergiftung sind Gedächtnisstörungen. Wo Amalgam ist oder war, wird Aluminium eingelagert. Amalgam stört die Aluminiumentgiftung durch Verbrauch der gleichen Entgiftungsenzyme. Es verursacht Elektrosensibilität.

22 Noxe: jede Art von gefährdender und potentiell schädlicher Substanz (Quelle: www.wikipedia.de)

Wir kommen in Kontakt mit Aluminium durch Desinfektionsmittel, Alufolien, Verpackungen von Lebensmitteln, Aludosen, Backpulver, Deodorants, Trink- und Kochgefäßen, Alaun im Rasierstein, Antazida (Medikamente gegen überhöhte Magensäure), Desinfektionsmittel in Spritzen-Ampullen, essigsaure Tonerde = basische Aluminiumacetate, Gurgelwasser, Heilerde, Homöopathika, Holzschutzmittel, Zahnersatz und zusätzlich findet sich Aluminium leider in der Nahrung, wie z.B. in Fisch, in Milchprodukten und im Gemüse.

Arsen

Krebserregend und erbgutverändernd kommt es in kleinen Spuren überall in der Natur vor. Leitsymptom ist Hornhautbildung mit schmerzhafter Rissbildung z.B. an Händen und Füßen. Blei potenziert die Wirkung von Arsen. Selen und Zink wirken als Gegenspieler.

Blei

Viele Wasserleitungen sind heutzutage noch aus Blei (in Berlin 30%). Außerdem ist es enthalten im Zinngeschirr und im verbleiten Benzin. Blei ist ein starkes Blut-, Nerven- und Nierengift.

Cadmium

Entsteht hauptsächlich als Nebenprodukt bei der Zinkverhüttung. Durch den Phosphatdünger wird es in den Pflanzen angereichert. Wir kommen in Kontakt mit Cadmium durch die wiederaufladbaren Batterien, PVC-Kunststoffen, Anstrichen, Keramik und es ist Bestandteil von Tabakrauch.

Bereits in geringen Mengen treibt es das Kalzium aus den Knochen, sodass diese spröde werden: erhöhtes Knochenbruchrisiko speziell bei Rauchern. Cadmium lagert sich in den Nieren und Knochen ab. Gegenspieler sind Selen und Zink.

Dioxine und Furane

Krebserregend, erbgutschädigend. Leitsymptom: plötzliche Blackouts. Es ist das Seveso-Gift (Chemieunfall Italien 1976) und entsteht bei der Müllverbrennung sowie in den Abgasen von Hausheizungen. Dioxine und Furane sind enthalten im flammgeschützten Kunststoff von PC-Gehäusen, CD-Playern, Fernsehapparaten und Videogeräten. Die von den Geräten erzeugte Wärme lässt diese Gase ausdampfen. Sie sind außerdem in Textilien nachweisbar, was vermutlich auf den Einsatz von Entlaubungsmitteln auf den Baumwollplantagen zurückzuführen ist.

Formaldehyd

Giftiges, farbloses, stechend riechendes Gas, erbgutverändernd. Die Lösungen davon heißen Formalin oder Formol und wurden früher als Desinfektionsmittel in großen Mengen verwendet. Wir kommen damit in Kontakt durch Möbel, Fertigdielen, Pressspanplatten, Sperrholz, Parkett, Pestizide, Düngemittel, Waschmittel, Kosmetika, etc. Formaldehyd wird gebraucht zur Herstellung von Schaumstoff, findet Einsatz in der Papierindustrie und ist enthalten im Tabakrauch. Es ist ein Hilfsmittel zur „Knitterfrei-“ und „Pflegeleicht-Ausrüstung“ in der Textilindustrie.

Nach einer Amalgamvergiftung fehlt die Glutathion-S-Transferase, die zuständig ist für den Formaldehydabbau. Formaldehyd ist nachweisbar im gekehrten Hausstaub. Hilfreich ist neben den unten beschriebenen Pflanzen, offene Schälchen mit 30prozentigem Wasserstoffperoxid aufzustellen. Dieser inaktiviert den Formaldehyd. Besonders in Räumen mit vielen Büchern.

Pestizide

Das klassische Pestizid DDT wurde zunächst zur Malariabekämpfung eingesetzt. Es baut sich, wie auch PCB und Dioxine, äußerst langsam in der Natur ab. 1974 wurde es verboten, allerdings weiterproduziert und bis in die 80er Jahre in die Plantagen der Dritten Welt exportiert. Nach dem Verbot von DDT wurden Lindan (Insektizid), PCP (Pentachlorphenol) und Pyretroide eingesetzt. Erst in den 90er Jahren wurden auch diese giftigen Substanzen verboten und durch rasch abbaubare Pestizide ersetzt. Alle Pestizide greifen das Nerven- und Immunsystem an.

Luftreinigung durch Pflanzen

Bestimmte Pflanzen haben die Fähigkeit, unsere Atemluft auch von Chemikalien und Lösungsmitteln zu reinigen. Da die Luft in unseren Räumen oft belastet ist durch Klebstoffe, Haushaltsreiniger, Haarsprays, Kosmetika oder Malerfarben u.a., ist es ratsam, Pflanzen in Räumen zu halten, aber auch ganz gezielt in der Nähe von Elektrogeräten aufzustellen. Die NASA hat darüber Forschungen vorgenommen, und ganz bestimmte Pflanzen haben sich hervorragend dazu geeignet. Sie sind in der Lage, Formaldehyd, das Hauptwohngift, zu neutralisieren.

Hier eine Liste daraus:
- Peperomien
- Friedenslilien (Spathiphyllum Wallisii)
- Gänsefußpflanzen (Syngonium podophyllum)
- Zwergbananenpflanzen
- Goldener Pothos (Scindapsus Aureus)

Aber auch diese Pflanzen für draußen:

- Spinnenpflanzen (Chlorophytum Elatum)
- Chinesisches Immergrün (Agleonem)
- Schwiegermutters Zunge (Sansevieria Trifasciata Laurentii)

„Pflanzen filtern nicht nur die Luft, sie erhöhen auch den Sauerstoffgehalt, sorgen für verbesserte Luftfeuchtigkeit und heben ganz allgemein die Energie eines Raumes an.“[23]

23 Quelle: „Heilige Orte erschaffen mit Feng Shui“ von Karen Kingston, S. 219-220

„Solange es Schlachthöfe gibt,
wird es Schlachtfelder geben"
Leo Tolstoi

VI Mein Weg zu veganer Ernährung

von Britta van Mehren[24], München

Auf der Suche nach der geeigneten Ernährungsform probierte ich einiges aus. Unter anderem lebte ich ca. 20 Jahre vegetarisch. Ich hatte mich dazu entschlossen, da ich eine Abneigung verspürte, Fleisch oder Fisch zuzubereiten und da mir die unhaltbaren Zustände der Massentierhaltung bewusst geworden waren. Der Anteil an Milchprodukten und Käse in meiner Ernährung war relativ hoch. Ich war Leistungssportlerin und bin davon ausgegangen, dass Milchprodukte gesund für meinen Körper wären. Außerdem war der Käse oft der Geschmacksträger für Gemüsegerichte. Allerdings verbesserte sich dadurch weder meine Leistungsfähigkeit, noch war ich weniger oft erkältet oder litt weniger an grippalen Infekten als früher.

Als Sportlerin beschäftigte ich mich automatisch ausführlicher mit meiner Gesundheit und meinen Körperfunktionen. Der Zusammenhang zwischen Ernährung und Gesundheit und Leistungsfähigkeit war mir durchaus bekannt. Ich besorgte mir verschiedenste Literatur zum Thema Ernährung und lernte interessante neue Herangehensweisen kennen. Z.B. die Rohkost-Ernährung, die sich darauf begründet, die Nahrungsmittel so zu essen, wie wir sie in der Natur vorfinden, nämlich unverarbeitet und nicht erhitzt. Da ich neugierig darauf war, wie mein Körper damit umgehen würde, probierte ich diese Ernährungsform für ein ¾ Jahr aus.

24 www.vanmehren.de, www.veganhelden.de

Nach anfänglicher (streckenweise nicht einfacher) Entwöhnung von Zucker, Getreideprodukten, Kaffee, sowie ein Großteil der Milchprodukte, fing ich an, die Vorzüge zu entdecken. Ich fühlte mich leicht, hatte nach 2 Monaten 8 Kilo abgenommen, und war sehr leistungsfähig. Selbst nach einer ausgedehnten Mahlzeit beklomm mich kein Völlegefühl mehr. Mein Schlafbedürfnis reduzierte sich und ich war auch tagsüber nicht mehr müde, hatte z.B. keinen Leistungsabfall am Nachmittag. Meine sportliche Leistungsfähigkeit war höher als jemals zuvor. Die Ausdauerfähigkeit war gesteigert und die Regenerationsphasen deutlich verkürzt. Übersäuerung der Muskulatur kannte ich nicht mehr und ich war nicht mehr krank. Leider gab es auch Nachteile dieser Ernährungsform. Ich stand damit relativ isoliert in meinem nächsten Umfeld. Neben Anfeindungen und harscher Kritik an meiner Ernährung, wurde ich teilweise nicht mal mehr eingeladen im Freundeskreis mit der Begründung ich äße ja eh nichts.

Dem sozialen Druck konnte ich nach einem ¾ Jahr nicht mehr standhalten und ging wieder zurück in die vegetarische Kochkost. Ernährung ist offensichtlich nicht nur ein individuelles Thema. Die gesellschaftliche Komponente hat ein starkes Gewicht und es war für mich nicht einfach, mich davon komplett freizumachen. Während meiner Rohkostphase erhielt ich allmählich ein neues, verändertes Körpergefühl. Ich wurde aufmerksamer für die Signale meines Körpers. So war die Beendigung dieser Ernährungsform für mich kein Gewinn, sondern fühlte sich eher als ein Rückschritt in alte Gewohnheiten an. Ich bekam wieder regelmäßig Erkältungskrankheiten, meine Leistungsfähigkeit ging zurück und allgemeiner Energieabfall war spürbar.

Bei einer Untersuchung durch eine Heilpraktikerin stellte diese eine Laktoseintoleranz bei mir fest. Das bedeutet, dass ich Lebensmittel mit Laktosegehalt meiden sollte. Vor allem bezieht sich das keineswegs nur auf Milchprodukte. Ich musste mich genauer mit den Inhaltsstoffen von Fertigprodukten befassen und feststellen, dass in vielen Produkten Milchpulver oder Laktose zugesetzt wird, in welchen man es vordergründig nicht vermuten würde, z.B. in Gewürzmischungen für Kartoffelchips, Instantbrühe, Gemüsekonserven und Müslimischungen.

Woher sollte ich meinen Bedarf an Eiweiß decken? Wie kann ich meine sportliche Leistungsfähigkeit erhalten ohne Milchprodukte? Obwohl es mir bis dato unvorstellbar vorgekommen war, begann ich meinen Speiseplan mit Fisch und Fleisch zu ergänzen. Zwar widerstrebte mir der Gedanke, dass Tiere für mich ihr Leben lassen müssen und dass ich die Massentierhaltung mit meinem Verhalten unterstützte, doch ich schaffte es, diese Gedanken auszublenden. Ich betrog mich selbst, indem ich Fleisch, Wurst und Fisch beim Bioladen kaufte und mir einredete, damit ein gutes Werk zu leisten. Doch gab es viele Gelegenheiten, wo ich nicht wissen konnte, woher das Fleisch kam, z.B. beim Essengehen oder wenn ich eingeladen war. Diese Phase dauerte ca. 2,5 Jahre an. Ich dachte zwar, meinen Körper gesund zu ernähren, spürte aber eine allmählich wachsende Mattigkeit, die ich durch mehr Kaffeekonsum auszugleichen versuchte.

Ein starker Wunsch nach Veränderung meiner Ernährung wurde ausgelöst durch den Tod meines Onkels, der an einem Pankreas-Karzinom erkrankte und innerhalb kürzester Zeit verstarb. Zwar konnte ich keinen direkten Zusammenhang zwischen seiner Ernährung und meiner feststellen, aber er war ein starker Fleischesser und das hat mich nachdenklich gemacht. Manchmal ist es ein einschneidendes Erlebnis, das einen zum Überdenken und zur Veränderung von Gewohnheiten treibt. Ich begann wieder mit der Rohkosternährung, diesmal aber in veränderter Form. Mittlerweile gab es viel mehr Literatur und sogar „Kochbücher" und eine Vielzahl von Produkten in Rohkostqualität wie z.B. Nüsse, Trockenfrüchte, Brot und Cracker. So konnte ich meine Ernährung viel abwechslungsreicher gestalten und sie machte mir mehr Spaß. Auch konnte ich schmackhafte Menüs zubereiten und Freunde dazu einladen.

Um mich innerlich zu reinigen, integrierte ich Heilfasten mit frischen Säften, Leberreinigung nach Clarke und allmorgendliche Smoothies mit Wildkräutern. Anfänglich aß ich noch kalt geräucherten Lachs, getrocknete Salami und Rohmilchkäse bis ich eines Tages nichts mehr davon anrühren mochte. Die Lust darauf verschwand einfach, offensichtlich hatte mein Körper ausreichende Eiweißquellen gefunden und ich brauchte kein tierisches Eiweiß mehr. Das war für mich ein fließender Übergang zur veganen Ernährung, der vor allem nicht von Verzicht gekennzeichnet war. Viel zu aufregend war die Entdeckung von Nahrungsmitteln, die ich bis dahin nicht kannte, bzw. nie ausprobiert hatte, wie z.B. Hanfsamen, Chiasamen, Quinoa, Lupinenmehl und Mandelmus. Lauter neue Geschmäcker, die mir ein breites Feld für meine Experimentierfreude boten. Mittlerweile lebe ich seit drei Jahren vegan (Kochkost mit einem hohen Anteil an roher Nahrung). Anfänglich war es für mich nur eine neue Ernährungsform. Je länger ich mich mit dem Thema vegan beschäftigte, desto mehr veränderte sich mein Bewusstsein. Das ist wie ein automatischer Prozess.

War ich früher damit zufrieden, dass keine Tiere für meine Lebenserhaltung in Massentierhaltungen sterben müssen oder ausgebeutet werden, kann ich es heute nicht mehr mit mir vereinen, dass Tiere für meine Lederschuhe ihr Leben lassen oder in Tierversuchen leiden für mein Parfüm. Ich fühle mich einfach wohler damit, diese Produkte durch mittlerweile sehr gute tierfreie Produkte zu ersetzen.

Britta van Mehren ist PraNeoHom Praktikerin und lebt seit drei Jahren vegan. Sie ist Innenarchitektin und bietet ein veganes Catering an, was sich als sehr erfolgreich entwickelt hat.

Vegane Ernährung

In erster Linie bedeutet vegane Ernährung den Verzicht auf tierische Lebensmittel. Das beinhaltet tierisches Eiweiß wie Milchprodukte, Käse, Eier Fleisch, Fisch, Meeresfrüchte und Wurstwaren. Darüber hinaus essen die meisten Veganer auch keine Produkte, die von Tieren produziert werden, wie z.B. Honig.

Warum vegane Ernährung?

Es gibt unterschiedliche Wege, die Menschen dazu bringen, keine tierischen Produkte mehr zu essen:

- Tierschutz
- Umweltschutz
- Gesundheit

In unserer industriellen Welt werden die meisten tierischen Produkte aus Massentierhaltung gewonnen. Das betrifft sowohl die Erzeugung von Fleischprodukten als auch die Milchgewinnung. In Deutschland werden in der Massentierhaltung jährlich (Zahlen von 2013) 830 Mio. Tiere gehalten und getötet.

Meist werden Antibiotika routinemäßig verabreicht, um einen Ausbruch von Krankheiten zu verhindern. Ebenso werden Hörner, Ringelschwänze und Zähne ohne Betäubung „entfernt", um die Tiere massenkompatibel zu machen. Die Bewegungsfreiheit der Tiere wird stark eingeschränkt und ihre Grundbedürfnisse ignoriert.[25]

Milchkühe würden unter natürlichen Umständen nur so viel Milch produzieren, wie sie zur Ernährung ihrer Kälber benötigen (etwa 8 Liter pro Tag). Durch genetische Veränderung und die Verabreichung von Antibiotika und Hormonen wird jede einzelne Kuh dazu gebracht, jährlich mehr als 10.000 Liter Milch (d.h. durchschnittlich 27 Liter pro Tag) zu geben. Das führt dazu, dass die Kühe eine ge-

25 Quelle: Albert Schweitzer Stiftung für unsere Mitwelt

ringe Lebenserwartung von 4-5 Jahren haben und nach dieser Zeit „verbraucht" sind.[26]

Die Erzeugung von Fleisch verbraucht weit mehr Ressourcen als die gleiche Menge Gemüse oder Getreide. Um die aktuellen Mengen an Fleisch zu produzieren, nämlich rund 300 Mio. Tonnen, werden 40% der weltweiten Getreideernte und zusätzlich ein großer Anteil der Sojaproduktion an Tiere in Massentierhaltungen verfüttert (Zahlen von 2012). Daraus erfolgt, dass ein Drittel der weltweiten Agrarflächen für Futtermittelanbau beansprucht wird. Zur Produktion von 1kg Rindfleisch werden beispielsweise 15.400 Liter Wasser benötigt, für 1kg Kartoffeln nur 257 Liter.[27]

Eine Ernährung ohne tierische Produkte kann der Entstehung von Krebs (Brust, Enddarm und Prostata), koronaren Herzerkrankungen, Diabetes, Adipositas und Autoimmunerkrankungen, wie Multiple Sklerose und Rheuma vorbeugen. In der umfassendsten Studie, der sogenannten „China Study", über Ernährung, Lebensweise und Krankheit in der Geschichte der biomedizinischen Forschung belegt der renommierte Ernährungswissenschaftler T. Colin Campbell einen Zusammenhang zwischen Gesundheit und Ernährung. Dabei untersuchte er den Einfluss von tierischem Eiweiß auf die Gesundheit der Menschen und konnte nachweisen, dass eine vegane Ernährung chronischen Krankheiten vorbeugen bzw. diese bekämpfen kann.[28]

Weiterhin berichteten viele Menschen, die ihre Ernährung auf vegan umstellen, dass sich ihr Allgemeinbefinden deutlich besserte. Sie machten unter anderem folgende Beobachtungen:

- Weniger müde oder abgeschlagen
- Allergien gehen weg

26 Quelle: Peta People for the Ethical Treatment of Animals (PETA) – Die weltweit größte Tierrechtsorganisation
27 Quelle: Albert Schweitzer Stiftung für unsere Mitwelt
28 Quelle: „China Study", Colin T. Campbell

- Weniger Kopfschmerzen oder Migräne
- Bessere Haut
- Höheres Leistungsvermögen
- Verlust von überflüssigen Pfunden
- Weniger bis gar nicht mehr anfällig für Erkältungskrankheiten

Die vegane Ernährungsform erfordert gerade in der anfänglichen Umstellungsphase eine intensive Beschäftigung mit Lebensmitteln. Gerade in Fertigprodukten finden sich oft unvermutet tierische Produkte. So wird klarer Fruchtsaft und Wein oft mit Gelatine geklärt. In der Brezenlauge können Schweineborsten verarbeitet sein und in Saucen und Dips oft Schalentiere als Geschmacksträger verwendet werden. Diese Dinge sind meist nicht deklarationspflichtig, deshalb kann man sich nur sicher sein, wenn das Label „vegan" auf dem Etikett zu finden ist.

Weiterhin versucht man einen neuen Weg zu finden, schmackhafte Gerichte zuzubereiten, indem man die tierischen Produkte durch Ersatzprodukte (z.B. aus Soja, Seitan oder Lupine) ersetzt oder auch ganz neue Gemüsesorten und Nahrungsmittel entdeckt. Das erfordert sicherlich eine Umstellung nicht nur bei der Produktauswahl, sondern auch bei der Zubereitung. Mittlerweile gibt es zahlreiche Kochbücher und Ratgeber für vegane Ernährung und im Internet findet man viele Blogs, auf welchen man Erfahrungen austauschen und Tipps für die vegane Ernährung erhalten kann. Seinen Eiweißbedarf kann man mit Hülsenfrüchten, Nüssen, Hanf- und Sojaprodukten, Ölsamen und Vollgetreide decken. Außerdem befinden sich in diversen Gemüsesorten viele essentielle Aminosäuren.

Die Versorgung mit Vitamin B12 erfolgt hauptsächlich über tierische Nahrungsmittel. Es gibt jüngste Untersuchungen, wonach Spuren von Vitamin B12 auch in Pflanzen entdeckt wurden. Auch ist noch nicht gesichert, wie viel Vitamin B12 der Mensch tatsächlich braucht, dazu gibt es unterschiedliche Thesen. Daher wird geraten, seinen Vitamin B12 Gehalt regelmäßig überprüfen zu lassen, um einem möglichen Mangel vorzubeugen. Im Übrigen verhindert eine Nahrung mit tierischen Produkten nicht zwingend einen Vitamin B12 Mangel, denn entscheidend ist die Resorptionsfähigkeit des Körpers, ob und wie viel Vitamin B12 aufgenommen werden kann. Wer sichergehen will, kann Vitamin B12 durch angereicherte Zahnpasta oder Tabletten vorbeugend supplementieren.

„Auch die Cholesterinwerte im Blut sind vor allem bei sich vegan ernährenden Menschen deutlich günstiger als bei fleischverzehrenden. Ursache hierfür ist die geringere bzw. nicht vorhandene Zufuhr von tierischen Fetten, die gesättigte Fettsäuren und Cholesterin liefern, sowie die höhere Zufuhr von einfach und mehrfach ungesättigten Fettsäuren. Selteneres Übergewicht und günstigere Cholesterinwerte lassen neben anderen Faktoren die Wahrscheinlichkeit für kardiovaskuläre, d. h. das Herz und die Gefäße betreffende Erkrankungen wie Bluthochdruck, Schlaganfall oder Herzinfarkt, sinken."[29]

Darüberhinaus gilt auch für die vegane Ernährung das Prinzip der Ausgewogenheit. Wer sich zwar vegan, aber nur von stärkehaltigen, zucker- und fettreichen Nahrungsmitteln ernährt, keine frischen Produkte zu sich nimmt und sich wenig bewegt, kann kaum einen Nutzen für seine Gesundheit erwarten.

Es gibt einige Spitzensportler, die sich vegan ernähren:
- Patrick Baboumian (stärkster Mann Deutschlands)
- Dr. Katharina Wirnitzer (Extrem-Mountainbikerin)
- Brendan Brazier (Triathlet)
- Andreas Hänni (Eishockey-Profi)
- Johanna Jahnke (deutsche Rugby-Nationalspielerin)

u.v.m.

29 Quelle: Albert Schweitzer Stiftung für unsere Mitwelt

Ein weiterer angenehmer Nebeneffekt der veganen Ernährung ist eine spürbare Leichtigkeit, bzw. Schwingungserhöhung. Da Fleisch und tierische Erzeugnisse einen messbar geringeren Schwingungsgrad (messbar in Boviseinheiten) aufweisen, kann man durch Weglassen derselben seinen individuellen Schwingungsgrad erhöhen. Nicht umsonst bevorzugen und predigen Yogis die vegane oder zumindest vegetarische Ernährung.

Erfahrungsgemäß bedeutet es, dass man sich leichter fühlt, gegebenenfalls Ängste verliert oder minimiert und zugänglicher wird für die eigene Intuition und das eigene Körpergefühl.

Bedenken wir, dass in der Massentierhaltung die Tiere viele Ängste erleiden müssen und kurz vor dem Vorgang der Schlachtung einen extrem hohen Adrenalinanteil im Blut aufweisen, können wir davon ausgehen, dass diese sich im Fleisch und in den tierischen Produkten manifestieren.

„Ich bin Leben, das Leben will, inmitten von Leben, das Leben will."
Albert Schweitzer

„Jeder trägt die Heilquelle in sich“

VII Fälle aus der eigenen Praxis

Fall 1: Lebensmittelallergien umschreiben

Ausgangssituation

Anja B., Anfang dreißig, kam am 25.08.2000 in meine Praxis und berichtete von ihrer starken Lebensmittelallergie auf Möhren, Sellerie und Petersilie. Während eines Urlaubaufenthaltes in der Schweiz habe sie am 29.04.2000 nach dem Verzehr von rohen Möhren ein Quincke-Ödem bekommen und sei sofort in die Notfallaufnahme des Universitätsklinikums in Genf eingeliefert worden. Bei einem Quincke-Ödem schwillt der Hals innerhalb kurzer Zeit dermaßen an, dass es zur Erstickung kommt, wenn nicht sofort mit Kortison per Infusion eingegriffen wird. Zurück in Deutschland habe sie sich schulmedizinisch auf Allergien testen lassen und neben einer Möhrenallergie wurden auch allergische Reaktionen bei Sellerie und Petersilie festgestellt. Von ärztlicher Seite sei ihr geraten worden, diese Lebensmittel fortan zu meiden, da der Verzehr unter Umständen tödliche Folgen haben könnte. Akut leide sie zurzeit unter Ödemen, die sich allmorgendlich an den Augen bildeten.

Behandlungsweise

In der Regel mache ich zunächst die Energiebalance[30], um das Energiesystem des Patienten ins Gleichgewicht zu bringen. Dies bedeutet: Ich ermittle mit der Einhandrute, welche Meridiane aus dem Gleichgewicht sind und bringe sie durch Bemalen der entsprechenden Akupunkturpunkte wieder in Harmonie. Bei Anja ergab sich folgendes Bild: Die zu behandelnden Meridiane waren Dickdarm, Lunge, Leber, Niere, Milz-Pankreas und Magen; dazu Schilddrüs-

30 Beschrieben im „PraNeoHom Lehrbuch Band 2“, „Gesunde Akupunktur mit Zeichen“ oder „Mehr Energie“

en-, Mykosen-, Amalgam- und Allergiepunkte. Um das Energiesystem wieder in Ausgleich zu bringen, werden alle Punkte mit Zeichen bemalt. Dabei handelt es sich um folgende Zeichen: Sinus, Strich-Sinus oder Zwei-Strich-Sinus. Diese Zeichen bewirken eine Umkehrung der Systeminformation an dieser Stelle, d.h., die elektromagnetische Welle wird an dieser Stelle um jeweils 180°, 225° oder 270° verschoben. Der Patient malt diese Zeichen während der individuell ausgetesteten Dauer der Behandlung selbst weiter auf die Haut auf. Neben den oben genannten Zeichen gibt es noch weitere, unter anderem das Y, was sich durchflussfördernd auswirkt. Da das morgendliche Auftreten von Ödemen an den Augen auf eine Nierenschwäche hinweist, malte ich ihr zusätzlich ein Y auf den Hautbereich über jeder Niere.

Im Anschluss daran wird das Allergen auf den Grad seiner Unverträglichkeit ausgetestet, in unserem Fall testete es hochallergisch, d.h. Umkehrzeichen Zwei-Strich-Sinus. Wir fingen mit der Allergie auf Möhren und Sellerie an, weil der Körper meistens maximal zwei Allergene gleichzeitig umschreiben kann und nahmen erst zu einem späteren Zeitpunkt Petersilie hinzu. Dazu wird auf einen Zettel der Name der Allergene geschrieben und mit dem ausgetesteten Umkehrzeichen versetzt. Um dem Körper die korrigierte Information zukommen zu lassen, wird diese auf ein Glas oder eine Flasche Wasser geprägt, da sich das Wasser als Informationsträger besonders gut eignet. Der Patient nimmt regelmäßig das Heilwasser zu sich, um diese Heilinformation möglichst schnell in alle Zellen des Körpers zu bringen. Sowohl die Dauer der Einnahmezeit, die von ca. 4 bis 6 Wochen reichen kann, als auch die Menge des einzunehmenden Wassers wird ausgetestet. Bei Frau Anja B. waren es 6 Wochen bei täglich zweifacher Anwendung.

Meine Erfahrung mit Allergien hat gezeigt, dass diese häufig mit einem Trauma beginnen und an dieses gebunden sind, was bedeutet, dass die Allergie erst vollständig mit Klärung des psychischen Konflikts aufgelöst werden kann. Um dies zu tun, ist es sehr hilfreich, den Psychomeridian[31] heranzuziehen, ein Meridian, an dem man den Zeitpunkt ermitteln kann, bei dem eine Störung ihren Beginn hatte. In unserem Fall trat die ursprüngliche Störung gleich nach der Geburt ein: Es lag der Verdacht auf ein spastisches Kind vor, was die Mutter vollkommen überforderte und sich in Form eines Gefühls der Ablehnung auf das Kind übertrug. Mit Hilfe von Zeichen und Übertragung auf Wasser wird das Trauma ebenfalls, wie oben beschrieben, innerhalb eines bestimmten Zeitabschnittes neutralisiert. (Dieses Trauma kann auch dann neutralisiert werden, wenn der Patient keine Erinnerung mehr an das Geschehen hat.) Um den Darm noch zusätzlich zu unterstützen, verschrieb ich Anja ergänzend das homöopathische Mittel Okoubaka D30.

Ergebnis

Ist die Umschreibung beendet, kann der Patient die Lebensmittel wieder verzehren, ohne darauf negativ zu reagieren. Das war auch bei Anja der Fall. Drei Monate nach unserem ersten Gespräch berichtete sie begeistert, dass sie wieder Karotten, Sellerie und Petersilie essen konnte. Jede erwartete allergische Reaktion sei ausgeblieben.

Zusammenfassung

So wie Anja ihre Lebensmittelallergie haben auch weitere Patienten von mir ihre Allergie gegen Pollen, Hausstaub, Katzenhaare u.a. mit Hilfe der PraNeoHom, erstens vollkommen chemiefrei, zweitens auf natürliche Art und Weise und drittens innerhalb kurzer Zeit überwunden. Es kommt einzig und allein darauf an, dem Körper die richtige Information zuzuführen.

31 Beschrieben im „PraNeoHom Lehrbuch Band 2“, „Gesunde Akupunktur mit Zeichen“ oder „Mehr Energie“

Fall 2: Heuschnupfen für immer weg

Wolfgang, Jahrgang 1961, ist Personaltrainer bei einer Mobilfunkfirma.

Erster Termin am 22. April 2002

Wolfgang kommt zum ersten Mal in meine Praxis und berichtet, dass er seit 30 Jahren unter einer starken Pollenallergie (Heuschnupfen) leidet. Die Augen tränen, die Nase läuft, der Kopf schmerzt, die Bronchien sind verschleimt. Die Erkrankung trat im Alter von 9-10 Jahren auf, als er auf dem Land, wo er aufgewachsen ist, bei der Heuernte mithalf. Mit 11 Jahren hat er ein Jahr lang eine Hyposensibilisierung bekommen, die allerdings nicht half. Ein Jahr später wurde die Behandlung wiederholt und dauerte diesmal zwei Jahre. Das erste Jahr danach war er fast beschwerdefrei; im zweiten Jahr nach der Behandlung lag die Wirkung nur noch bei ca. 50%. Im dritten Jahr danach waren die Beschwerden wieder voll da. Wolfgang behilft sich die nächsten Jahre mit Tabletten, Augentropfen und Nasenspray. Mit Klassischer Homöopathie, Bioresonanztherapie und Craniosacral-Behandlungen hat er es auch schon vergeblich versucht. Zurzeit nimmt er Kortison, wenn gar nichts mehr hilft. Er ist ein aufgeschlossener Mann, der sich schon intensiv mit systemischer Familienaufstellung beschäftigt hat.

Bei jeder Behandlung führe ich zunächst die Energiebalance durch, ein Vorgang, bei dem die Meridianpunkte und andere von Körbler entdeckten Punkte mit geometrischen Zeichen versetzt werden, um so den Organismus wieder in den Ausgleich zu bringen. Die Energiebalance[32] ist einer Akupunktursitzung ähnlich, nur, dass anstelle von Nadeln spezielle geometrische Zeichen verwendet werden, die jeweils für eine bestimmte Schwingung an einem Meridianpunkt angebracht werden. Diese Zeichen werden dann vom Patienten für einen ausgetesteten Zeitraum nachgemalt.

32 Beschrieben im „PraNeoHom Lehrbuch Band 2“, „Gesunde Akupunktur mit Zeichen“ oder „Mehr Energie“

Es werden folgende Punkte bemalt:
Dickdarm 11, Magen 36 (für den Kreislauf-Sexus), Lunge 1 und Milz-Pankreas 6. Zusätzlich male ich die Entzündungszeichen und den Allergiepunkt an.

Der nächste Schritt ist die Untersuchung des Psychomeridians[33]. Dieser von Körbler entdeckte Meridian zeigt an, wo in der Vergangenheit etwas geschehen ist, das einen direkten Zusammenhang zu dem aktuellen Problem hat. Bei der Untersuchung des Psychomeridians stelle ich fest, dass ein Geburtstrauma vorliegt und dass ein direkter Zusammenhang zur Pollenallergie auf Gräser besteht. Alte Verletzungen bleiben oft im Körper gespeichert und können später eine Krankheit oder eine Allergie auslösen. Die Lösung liegt immer in der Neutralisation des Traumas und damit der Ursache des Problems. Dann können Körper und Seele schnell heilen.

Informationsübertragung auf Wasser:

Diese Information wird dann auf einen Zettel geschrieben, der in die linke Hand genommen und angeschaut wird, während in der rechten Hand ein Glas Wasser ein bis drei Minuten lang gehalten wird. Diese einfache Art der Informationsübertragung wird auch Links-Rechts-Effekt genannt.

33 Beschrieben im PraNeoHom Lehrbuch Band 5 oder „Seelengesundheit mit Zeichen“

In unserem Fall wurde folgendermaßen vorgegangen:

16 Tage lang, 2 x täglich
auf Wasser übertragen und trinken

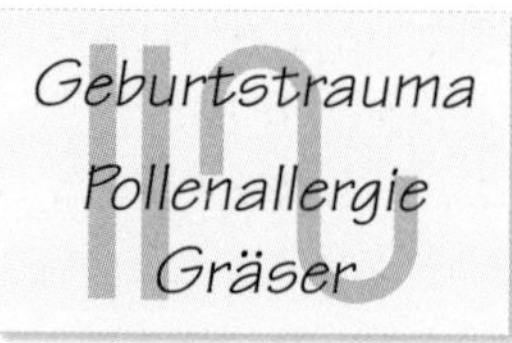

4 Tage lang, 2 x täglich
auf Wasser übertragen und trinken

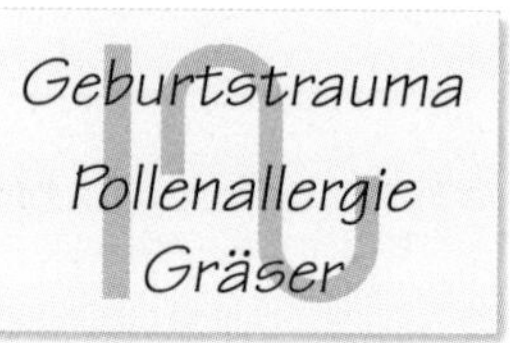

10 Tage lang, 2 x täglich
auf Wasser übertragen und trinken

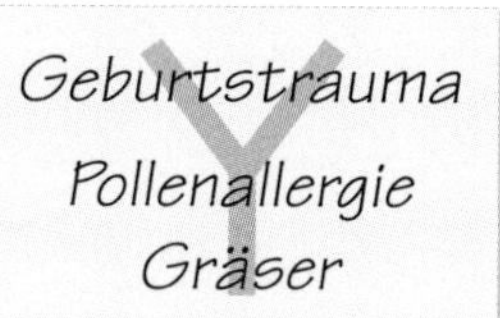

Nach einigen Tagen berichtet der Patient schon von einer erstaunlichen Besserung. Er kann zum ersten Mal im Englischen Garten sein ohne tränende Augen und laufender Nase.

Nebeneffekt: Am Nacken soll laut Diagnose des behandelnden Orthopäden eine Entzündung sein, die fünf Tage lang mit einem Sinus bemalt wird, wodurch die Beschwerden verschwinden.

Zweiter Termin am 17. Mai 2002

Die Energiebalance wird erneuert und auf dieselbe Art und Weise werden weitere Allergien behandelt. Weil der Patient unter weiteren Allergien leidet, werden sie in Gruppen zusammengefasst:

Zuerst:

Pollenallergie
Getreide

Anschließend:

Pollenallergie
Frühblütler

Und zum Stabilisieren:

Pollenallergie

Dritter Termin am 10. Juni 2002

Der Heuschnupfen taucht täglich zehn Minuten auf mit laufender Nase und tränenden Augen, sonst ist alles gut. Auf dem Körper hat der Patient eine starke Reaktion auf Moskitostiche mit rot umrandeten Stichen und einem Strich, der am Arm hochzieht. Ich bemale die Moskitostiche mit Zeichen und gebe zusätzlich Ledum, ein homöopathisches Mittel für die starke Reaktion auf Insektenstiche. Ich beschließe weiterhin die Pollenallergie zu behandeln, jetzt mit einzelnen Pflanzen, die noch allergen testen:

Zuerst:

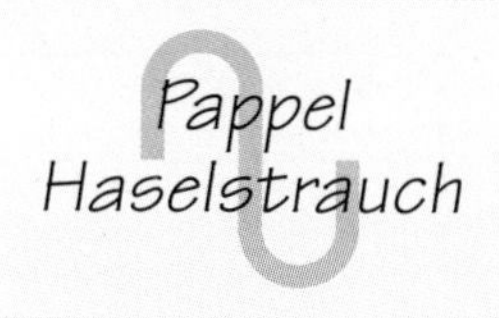

und bei der nächsten Behandlung:

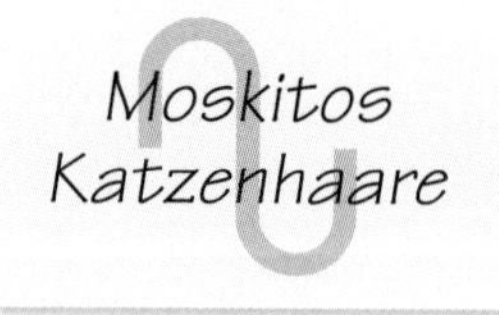

Vierter Termin am 1. Juli 2002

Seit zwei Wochen hat Wolfgang die Symptome eines grippalen Infektes. Die Nase läuft, die Nebenhöhlen sind zu, es folgen Niesanfälle und Halsschmerzen plagen ihn. Wir überprüfen den Psychomeridian und finden ein Trauma im 20. Lebensjahr, das mit Beziehung zu tun hat. Der Patient hatte sprichwörtlich „die Nase voll".

Er macht folgende Übertragung auf Wasser:

20. Lebensjahr
Beziehung
Grippaler Infekt

Und danach zum Stabilisieren mit Y:

20. Lebensjahr
Beziehung
Grippaler Infekt

In den nächsten zwei Jahren war der Patient fast beschwerdefrei.

Weiterbehandlung am 17. Februar 2004

Nun berichtet er, dass die Allergien wieder zurückgekommen sind und ich erkläre ihm, dass dann die Ursache noch nicht komplett behoben wurde.

Bei der Energiebalance stelle ich eine Amalgam- und Quecksilberbelastung fest, auch die Leber zeigt eine besondere Belastung an. Fünf bis sechs Amalgamplomben wurden vor 12 Jahren entfernt, ohne dass eine Ausleitung vorgenommen wurde. Dadurch bleibt das Amalgam im Gewebe und vor allem im Nervensystem gefangen, bis es aktiv ausgeschieden wird. Ich verbinde die Amalgamausleitung nach Dr. Klinghardt mit der Methode nach Körbler. Durch die geeignete Information, die auf Wasser übertragen wird, kann sich die Materie verändern.

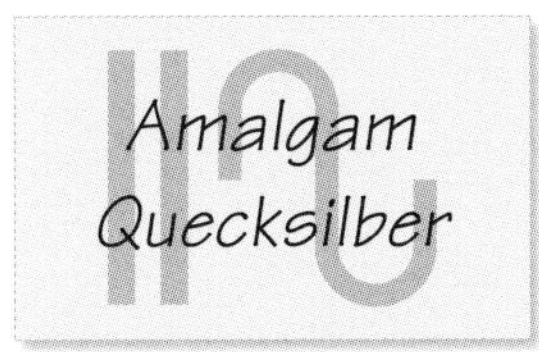

Diese Information auf Wasser übertragen und trinken. Danach weiter mit Sinus und Ypsilon.

Diese Amalgambelastung hatte sich vor zwei Jahren nicht gezeigt, da das Amalgam, das im Nervensystem gespeichert ist, mit herkömmlichen Methoden nicht testbar ist, also auch nicht mit der

Einhandrute. Durch Zufuhr von Koriander in der Nahrung kann sich dieses Amalgam lösen und dann sichtbar werden, wenn es im Bindegewebe ist.

Zusätzlich bekommt Wolfgang folgende Mittel verschrieben: Chlorella Algen saugen sich mit Schwermetallen auf, Bärlauch reinigt das Blut, Löwenzahnextrakt stärkt die Leber und Goldrutenextrakt für die Nieren. Außerdem entstöre ich die Narben am Unterschenkel mit einem Querstrich, der nachgemalt werden soll.

Nächster Termin am 11. März 2004

Wolfgang berichtet, dass er die ersten drei Wochen sehr müde war, Konzentrationsschwierigkeiten hatte und sich eine Abneigung gegen Bärlauch gezeigt hat. Da das Amalgam im Bindegewebe nicht mehr anzeigt, kann ich durch Zugabe von Korianderextrakt neues intrazelluläres Amalgam aus dem Nervensystem mobilisieren und die Ausleitung weiterführen.

Folgende Pflanzen zeigen als Allergene an: Hasel, Eiche, Spitzwegerich und Schimmelpilz (Aspergillus). Wir behandeln sie allerdings noch nicht, da ich zusätzlich eine Impfbelastung feststelle, die auf dieselbe Art zuerst behoben wird.

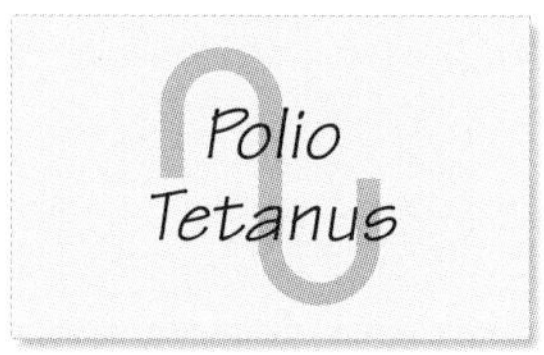

Danach mit Ypsilon stabilisieren.

Anschließend teste ich, dass die erste Heuschnupfenattacke, die er mit 10 Jahren hatte, noch gespeichert ist und eine Belastung zeigt:

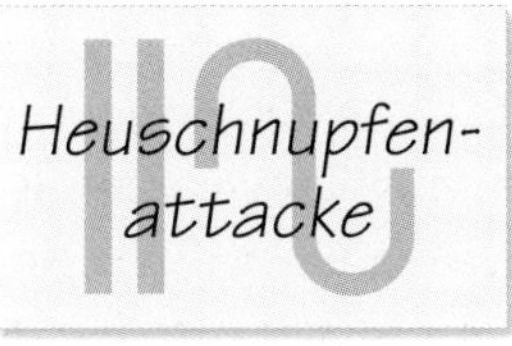

10 Jahre
Heuschnupfen-
attacke
Hasel, Eiche

Und zum Schluss mit Ypsilon stabilisieren

Weitere Termine in den nächsten Monaten

Wolfgang schreibt jetzt einzeln die Pflanzen um, die noch unverträglich testen: Birke, Rose, Ginster, Löwenmaul und Zinie. Auch wird das Aluminium ausgeleitet, was kurzzeitig zu Magenbeschwerden und Kopfschmerzen führt. Platin testet nicht mehr.

Auch Fußpilz wird auf dieselbe Art und Weise behandelt:

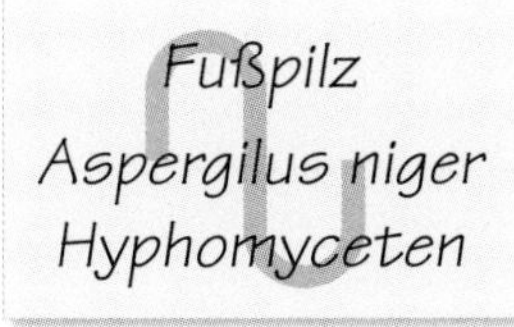

Mitte August sind alle Allergien mit den dazugehörigen Symptomen verschwunden und ich entlasse Wolfgang beschwerdefrei.

„Ich fühle mich kraftvoller, kann mich besser konzentrieren, die Niesanfälle sind weg, die Bronchien sind wieder frei. Ich kann die Gartenarbeit wieder genießen und freue mich, den Duft von frisch geschnittenem Gras oder von Blumen wieder riechen zu können – ohne dass mich Minuten später wieder ein Anfall packt. Ich habe in der Vergangenheit viel ausprobiert und hoffe, dass die Wirkung dieser Behandlung weiter anhält!" Wolfgang

Fall 3: Amalgameinfluss auf die Schilddrüse

Am 18.10.05 kam Frau M., Jahrgang 1962 zum ersten Mal in meine Praxis. Ihr behandelnder Arzt hatte im August 2005 eine Schilddrüsenunterfunktion diagnostiziert und ihr daraufhin dringlich empfohlen, Schilddrüsenhormone zu sich zu nehmen, da ihre Schilddrüsenwerte erheblich vom Normwert abwichen (siehe Tabelle). Er teilte ihr mit, dass die Ursachen in der heutigen Medizin noch nicht bekannt und die Hormonpräparate körpereigene Substanzen seien, wenn auch synthetische.

Hormonwerte im Blutplasma	18.08.05	Normwerte im Blutserum
TSH Thyreotropin, Thyreoidea-stimulierendes Hormon	2,78 mU/l	0,3-2,5 mU/l
T3 Triiodthyronin	0,67 pmol/l	1,8-8,1 pmol/l
T4 Thyroxin,	5,59 pmol/l	10-23 pmol/l

Bei Frau M. zeigte sich auf der rechten Seite ihrer Schilddrüse seit 15 Jahren ein Autonomes Adenom. Es handelt sich hierbei um einen gutartigen, vom Drüsenepithel ausgehenden Knoten aus autonomem Schilddrüsengewebe, auch „Heißer Knoten" genannt. Ein Autonomes Adenom produziert ebenfalls Schilddrüsenhormone, unterliegt aber nicht mehr der normalen Regulation durch die Hypopyhse. Daher produzieren die Zellen des Autonomen Adenoms die Schilddrüsenhormone nicht nach Bedarf, sondern unabhängig von der benötigten Menge.

Die Funktion der Schilddrüse wird durch den thyreotropen Regelkreis reguliert, der zwischen der Hypophyse und der Schilddrüse wirkt. Er unterliegt sowohl psychisch-emotionalen Einflüssen als auch Störfaktoren, die von außen einwirken z.B. Medikamente, Schwermetallvergiftung, etc. Die Hypophyse reguliert die Konzentration der Schilddrüsen-hormone T3 und T4 im Blut. Dazu schüttet sie das Hormon TSH aus. Bei einer Unterfunktion der Schilddrüse steigt der TSH Wert an, um die Schilddrüse anzuregen, vermehrt T3 und T4 Hormone zu bilden.

Bei meiner Patientin zeigten sich die typischen Symptome einer Schilddrüsenunterfunktion, wenn das „Gaspedal vom Körper“ zu schwach getreten wird: Müdigkeit, Gedächtnisschwäche, vermehrter Haarausfall, struppige Haare, Gewichtszunahme und allgemeine Schwäche.

In der Familienanamnese zeigte sich: Auch Ihre Mutter hatte ein Schilddrüsenproblem (mehrere kleine Knoten). Ihre Großmutter hatte Schilddrüsenkrebs und ist dadurch bedingt sehr geschwächt an Alterschwäche gestorben. Ihr Großvater und seine Schwester hatten auch Schilddrüsenprobleme, d. h. ihre ganze Linie mütterlicherseits. 1997 wurde bei ihr aus 8 Zähnen das Amalgam wegen Eigenamalgamallergie entfernt und nicht ausgeleitet.

In diesem Zusammenhang ist auch ein eventuelles Sterilitätsproblem zu sehen, da sie sich seit Jahren erfolglos ein Kind wünscht – Unfruchtbarkeit kommt oft in Zusammenhang mit einer Schwermetallbelastung im Körper.

Erste Behandlung am 18.10.05

Beim Ausführen der Energiebalance stelle ich fest, dass folgende Meridianpunkte nicht im Ausgleich sind und daher mit einem Sinus bemalt werden mussten: Kreislauf-Sexus 3 Punkt, Magen 36, Toxin- und Keimdrüsenpunkt am Ringfinger.

Das Autonome Adenom testet mit einem Vektor sieben und wird daraufhin mit Zwei-Strich-Sinus fünf Wochen lang bemalt.

Außerdem teste ich eine Amalgambelastung im Adenom. Wir beginnen deshalb ab sofort das Amalgam, das aus den Zähnen 8 Jahre davor entfernt wurde, auch aus ihrem Körper auszuleiten. Dazu nimmt sie zur Unterstützung folgende Nahrungsergänzungsmittel, die für sie spezifisch ausgetestet wurden:

- Chlorella Algen (Nepro-rella von Nestmann). Diese Alge hat sich dazu sehr gut bewährt, da sie die Eigenschaft hat, Schwermetalle aufzusaugen und sie aus dem Körper zu transportieren.
- Bärlauchtinktur von Alcea zur Reinigung des Blutes
- Und folgende Medikamente:
  1. ein stärkendes Mittel für die Leber Taraxacum von Alcea(Löwenzahntinktur)
  2. und für die Niere Solidago von Nestmann (Homöopathisches Komplexmittel).

Zusätzlich bekommt der Körper folgende Information zur Ausleitung:

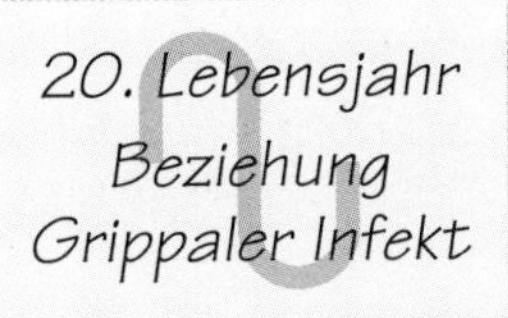

Wir werden später die Ausleitung mit Ypsilon stabilisieren.

Beim Austesten der Ursache für ihre Schilddrüsenunterfunktion zeigt sich, dass die Ursache weder mit der familiären Geschichte zu tun hat, noch mit Tschernobyl. Es zeigt sich als eindeutige Ursache die Amalgambelastung, zusätzlich zum Jodmangelgebiet, in dem sie aufgewachsen ist.

23.11.05

Bei der nächsten Behandlung am 23.11.05 berichtet Frau M., dass am Hals etwas frei geworden ist. Sie beschreibt es folgendermaßen:

„Nach ca. drei Wochen merke ich, dass wie eine Last von mir gefallen ist und sich der Brustbereich leichter und freier, offener anfühlt, so wie ich mich nicht erinnern kann, dass es vorher schon einmal so war. Mein Bewusstsein und mein Verstand sind von vorher nicht gekannter Klarheit."

Ich erneuere die Energiebalance und stelle fest, dass jetzt die Magen- und Kreislaufpunkte ausgeglichen sind und dafür der Leberpunkt bemalt werden soll. Dies hängt offensichtlich mit der Ausleitung zusammen, da die Leber unser Hauptentgiftungsorgan ist.

Das Autonome Adenom ist noch da, testet jedoch nicht. Das bedeutet, dass der Körper ganz gut damit klar kommt.

Die Patientin bekommt von mir ein homöopathisches Schilddrüsenmittel verschrieben: Thyroidea-Ferrum von Wala und wir beginnen mit der Umschreibung der Schilddrüsenunterfunktion:

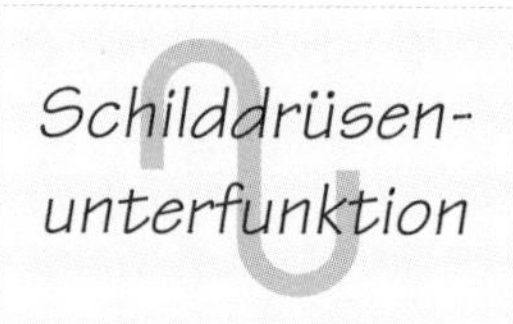

Beendet wird die Umschreibung später mit dem Ypsilon.

Die Amalgamausleitung wird mit den oben beschriebenen Mitteln weitergeführt. Wir leiten das Amalgam aus dem Bindegewebe aus und erst wenn dieses vollkommen frei ist, d.h. der Toxinpunkt nicht mehr testet, wird das Amalgam aus den Nervenzellen ausgeleitet.

06.12.05

Bei ihrem nächsten Besuch am 6.12.05 testet der Toxinpunkt nicht mehr, der Weg ist nun frei, um das Amalgam aus den Nervenzellen auszuleiten. Ich gebe ihr dafür zusätzlich Koriandertinktur von Alcea, da Koriander die Eigenschaft hat, die Zelle zu öffnen und Schwermetalle zu befreien. Wenn daraufhin das Amalgam wieder im Bindegewebe ist, beginnt sie wieder mit der Umschreibung:

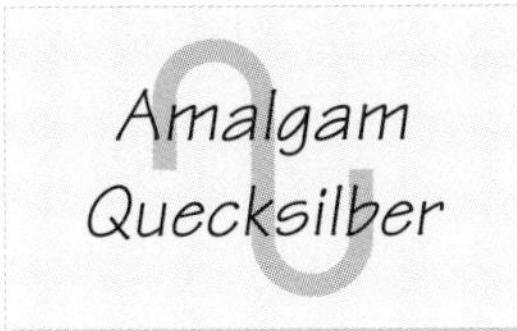

Zusätzlich zur PraNeoHom behandle ich Frau M. in den darauf folgenden Terminen mit Tibetan Pulsing Healing Sitzungen. Durch diese tiefgehende Körperarbeit können verborgene Muster erkannt und gelöst werden. So hängt der Hals oft mit der Beziehung zum Vater zusammen, mit dem Bedürfnis nach Annerkennung. Wenn jemand das nicht genügend erfahren durfte, stellen sich oft Zweifel ein, speziell auch Selbstzweifel und die Unfähigkeit, die eigene Wahrheit klar zu kommunizieren. Sitzungen an ihrem Becken- und Hara-Bereich, bringen die Ursache der Unfruchtbarkeit in ihr Bewusstsein. So kommt es ganz automatisch zu positiven Veränderungen.

02.03.06

Am 02.03.06 stelle ich den Zusammenhang fest zwischen einem Selenmangel und ihrer Schilddrüsenunterfunktion. Sie bekommt von mir ein selenhaltiges Arzneimittel verschrieben und gibt dem Körper die Information, das Selen von der Nahrung besser auszuwerten mit folgender Umschreibung:

Schilddrüsen-
unterfunktion
Selenmangel

09.05.06

Der vordere Schneidezahn oben rechts ist an der Wurzelspitze entzündet und muss deshalb eine Wurzelbehandlung bekommen. Mit kolloidalem Silber und den ausgetesteten Zeichen wird der Entzündungsherd sehr verkleinert, der anschließende operative Eingriff durch den behandelnden Zahnarzt verläuft erfolgreich. Anmerkung: Jeder Zahn steht in einem psychosomatischen Zusammenhang. Der befallene Zahn entspricht in dem Fall der Vaterbeziehung der Klientin.

12.07.06

Am 12.07.06 wird wieder ein Bluttest gemacht und die Werte sind nun in der Norm.

Hormonwerte im Blutplasma am Ende der Behandlung	17.07.06	Normwerte im Blutserum
TSH Thyreotropin, Thyreoidea-stimulierendes Hormon	1,36 mU/l	0,3-2,5 mU/l
T3 Triiodthyronin	4,40 pmol/l	1,8-8,1 pmol/l
T4 Thyroxin,	12,20 pmol/l	10-23 pmol/l

Zitat der Patientin:
„Da mein Lebensansatz eher ganzheitlich ist, bin ich sehr dankbar, dass ich mich, obwohl es für mich Neuland war, für diesen Schritt entschieden habe und nicht den Beginn einer nicht vorhersehbaren Kette von „Medikamenten-Abhängigkeiten". So bin ich durch meine Heilpraktikerin sehr kompetent an die wirklichen Ursachen der Symptome und ihre Auflösung herangeführt worden und kann mit den ausgeglichenen Werten an die Bearbeitung der tiefer liegenden Themen gehen. Nur in der Verarbeitung und nicht in der Verdrängung von Themen ist für mich der Weg zu immer mehr Authentizität denkbar. Nach der Behandlung fühle ich mich sehr leicht und voller Kraft."

VIII Testlisten

Lebensmittel[34]

Getränke

Wasser	Mineralwasser mit Kohlensäure	Mineralwasser ohne Kohlensäure	Leitungswasser
Tees	Kräutertees Anistee Brennesseltee Fencheltee Kamillentee Pfefferminztee Lindenblütentee Holunderblütentee Maishaartee Melissentee Rotbuschtee Kombucha	Früchtetees Malventee Hagebuttentee Hibiskustee Zitronentee	Teeinhaltige Tees Schwarzer Tee Grüner Tee Matetee
Alkoholische Getränke	Biere Weißbier Dunkles Bier Roggenbier Starkbier	Weine Rotwein Weißwein Roséwein Apfelwein Glühwein Federweißer	sonstige Spirituosen Sekt Sherry Whisky Campari Schnaps Wermut Cognac Likör Rum Weinbrand
Säfte	Apfelsaft klar Apfelsaft trüb Orangensaft frisch gepreßt Orangensaft Birnensaft	Traubensaft Johannisbeersaft	Holundersaft
Kaffee	Bohnenkaffee coffeinfreier Kaffee	Getreidekaffee Cappuccino	Malzkaffee Milchkaffee
Softdrinks	Zitronenlimo Orangenlimo Ginger Ale	Karamalz Bitterlemon Red Bull	Cola Cola light Kindercola

34 Quelle: Alvina M. Kreipl

Milch und Milchprodukte

Milch	Bauernmilch, gekocht Bauernmilch, roh Ziegenmilch Dickmilch	Dosenmilch Pasteurisierte Milch H-Milch Magermilchpulver	Vollmilch Fettarme Milch Magermilch Buttermilch Molke
Joghurt / Quark	Bifidus Vollmich-Joghurt Fettarmer Joghurt	Magerjoghurt Fruchtjoghurt Sahnequark Quark halbfett	Magerquark Kefir Kräuterquark
Sahne / Rahm	Süße Sahne	Sauerrahm Sprühsahne	Schmand Creme fraiche
Butter	Butterschmalz	Sauerrahmbutter	Halbfettbutter
Käse	Hartkäse Appenzeller Emmentaler Gouda Edamer Harzer-Käse Leerdammer Magerkäse Schafskäse Ziegenkäse Tilsiter Parmesan Butterkäse Gorgonzola Greyerzer Raclettkäse	Weichkäse Camenbert Limburger Schimmelkäse Roquefort Schmelzkäse Scheibletten Schmelzkäseecken	Frischkäse Frischkäse mit Joghurt Doppelrahmstufe Halbfettstufe Hüttenkäse Sonstige Sorten Mozzarella Mascarpone

Getreide

Getreide- und Samenarten	Buchweizen Dinkel Hafer Mais Popkorn Mohn	Gerste Grünkern Roggen Weizen Weizengrieß	Hartweizen Hirse Kleie Leinsamen Sonnenblumenkerne
Reis	Naturreis Weißer Reis	Polierter Reis	Wildreis
Nudeln	Hartweizennudeln Eiernudeln	Vollkornnudeln	Grüne Nudeln
Backzubehör	Backpulver Hefe	Sauerteig	Weinsteinbackpulver

Hülsenfrüchte

	Grüne Bohnen Weiße Bohnen Bunte Bohnen	Sojabohnen Weiße Linsen Rote Linsen	Grüne Erbsen Gelbe Erbsen Kichererbsen

Gemüse

Artischocken	Radieschen	Rettich rot	Karotten
Auberginen	Rosenkohl	Rote Bete	Kartoffeln
Avocado	Topinambur	Weißkraut	Gurken
Bambussprossen	Blumenkohl	Sauerkraut	Essiggurken
Blaukraut	Broccoli	Schwarzwurzeln	Tomaten
Knoblauch	Sellerie	Spargel	Wirsing
Kohlrabi	Pilze	Spinat	Zucchini
Kürbis	Champignons	Frühlingszwiebel	Eßkastanie
Lauch	Fenchel	Weiße Zwiebel	Gemüsesprossen
Paprika gelb	Rettich weiß	Rote Zwiebel	Mangold
Paprika rot	Rettich schwarz	Goldene Zwiebel	Oliven
Paprika grün	Meerrettich		

Salat

Endivien	Kopfsalat	Chicoree	Chinakohl
Eissalat	Radicchio	Rucola	Feldsalat

Obst

Ananas	Granatapfel	Sauerkirschen	Pfirsich
Apfel sauer	Heidelbeeren	Kiwi	Pflaumen
Apfel süß	Himbeeren	Litchi	Preiselbeeren
Aprikosen	Honigmelone	Mandarine	Rhabarber
Bananen	Wassermelone	Mango	Rosinen
Birnen	Johannisbeere rot	Mirabellen	Stachelbeeren
Brombeeren	Johannisbeere schwarz	Maracuja	Trauben rot
Datteln	Johannisbeere weiß	Nektarinen	Trauben weiß
Erdbeeren	Kirschen	Orangen	Zitrone
Feigen	Kapstachelbeeren	Quitte	Zwetschge
Grapefruit	Schwarzkirschen	Papaya	

Fleisch

Fleisch allgemein	Rind	Kaninchen	Innereien
	Kalb	Lamm	Tatar
	Schwein	Schaf	Hackfleisch
	Hase	Wildschwein	Zunge
	Hirsch	Reh	
	Ziege	Speck	
Wurstwaren	Bierschinken	Schinken roh	Lyoner
	Blutwurst	Wollwurst	Mettwurst
	Cervelat	Depreziner	Streichwurst
	Corned Beef	Schinken gekocht	Mortadella
	Leberkäse	Schinken geräuchert	Pfälzer
	Wiener	Lachsschinken	Weißwurst
	Salami	Leberwurst	
Geflügel	Ente	Huhn	Rebhuhn
	Fasan	Pute	Wachteln
	Gans	Truthan	Strauß

Fisch

Salzwasserfische	Bückling	Makrele	Seeteufel
	Flunder	Rotbarsch	Seezunge
	Goldbrasse	Rotzunge	Steinbutt
	Goldbutt	Sardine	Thunfisch
	Garnelen	Scholle	Schellfisch
	Hai	Schellfisch	Tintenfisch
	Heilbutt	Steinbeißer	Krabben
	Hering	Seehecht	Krebse
	Hummer	Seelachs	Muscheln
	Kabeljau		
Süßwasserfische	Aal	Kaviar	Zander
	Äsche	Lachs	Barsch
	Forelle	Hecht	Saibling
	Karpfen	Maräne	Schleie

Eier

	Eiweiß	Eigelb	Mayonnaise

Pflanzenöle und -fette

	Pflanzenmargarine	Olivenöl, kaltgepreßt	Sesamöl
	Distelöl	Olivenöl	Sojaöl
	Erdnußöl	Palmöl	Sonnenblumenöl
	Kürbiskernöl	Rapsöl	Traubenkernöl
	Kokosfett	Walnußöl	Weizenkeimöl
	Maiskeimöl		

Essig

	Apfelessig	Balsamico	Obstessig
	Weinessig	Reisessig	Rotweinessig

Gewürze

	Anis	Minze	Salbei
	Basilikum	Muskat	Safran
	Bohnenkraut	Nelken	Schnittlauch
	Curry	Oregano	Senf scharf
	Dill	Paprika scharf	Senf mittelscharf
	Ingwer	Paprika süß	Senf süß
	Koriander	Petersilie	Tausendgüldenkraut
	Kümmel	Pfeffer schwarz	Thymian
	Liebstöckel	Pfeffer weiß	Vanille
	Lorbeer	Pfeffer rot	Wacholder
	Majoran	Rosmarin	Zimt
Salz	Kochsalz	Meersalz	Himalayasalz
	Kochsalz mit Jod	Meersalz mit Fluor	Kristallsalz
		Steinsalz	Kräutersalz
Süß	Weißer Rohrzucker	Kandiszucker	Fruchtzucker
	Brauner Rohrzucker	Cylclamat	Süßstoff
		Saccharin	Honig

Süßigkeiten

	Bonbon Gummibären Kakao Kaugummi mit Zucker Kaugummi ohne Zucker Schokolade	Weiße Schokolade Geleefrüchte Marzipan Gefüllte Pralinen Kandierte Früchte Lakritz	Kandierte Mandeln Marshmallow Nougat Reiswaffel Rumkugeln Negerküsse Zuckerwatte

Zusatzstoffe

	Benzoate (E210, 211,212) Butylhydrosyanisol (E320) Butylhydroxytoluol (E321) Dinatriumorthophos (E339b) Gallate (E310, 311, 312) Geotrichum candidum Gummi-Arabicum K/Na/Ca-Glutamat Kaliumsorbat (E202) Lecithin (Dotter) (E322D) Lecithin (Soja) (E322S) Mix Braun (E104, 124, 127) Mix Orange (E110, 122) Mix Schwarz (E133, 151) Monokaliumorthophos. (E340a) Na/K-Disulfit (E223, 224) Na/K-Nitrat (E251, 252)	Na/K-Nitrit (E249, 250) Natrium-Fluorid Natriumdiphosph. (E450) Natriumpolyphosph. (E450c) Natriumsulfid (E221) naturid. Aromastoffe Orthophosphorsäure (E338) Parabene (E214, 216, 218) Salicylsäure Schwefeldioxid (E220) Sorbinsäure (E200) Tartrazin (E102) Tetrakaliumphosph. (E450a) Tricalciumorthophos. (E341c) Trikaliumorthophos. (E340c) Weinsäure Zitronensäure

Reinigungsmittel

Teppichreiniger
Ungeziefersprays
Schuhsprays
Metallreiniger
Lederspray
Autopolitur
Entkalker
Lacke
Kleber
Filzstifte
Fleckenentferner
Spülmittel Klarspüler
Spülmaschinensalz
Waschmittel Weichspüler
Fleckensalz

Kosmetika

Cremes
Shampoos
Conditioner
Haarsprays
Bodylotion
Zahnpasta
Duschgel
Seife
Haarfärbemittel
Lidschatten
Wimperntusche
Make-up

Tiere

Haare/Speichel:
Hund
Katze
Pferd
Meerschweinchen
Hamster
Schildkröte
Schafe (Schafwolle)
Vögel (Vogelfedern, Daunen)
Stich:
Wespe
Biene
Moskito
Sandfloh
Ameise
Spinne

Wohnung

Möbel
Bodenbeläge
Teppiche
Sofa
Gardinen
Stoffe
Lasuren
Wachse
Wandfarbe

Textilien

Baumwolle
Seide
Wolle
Nylon
Viskose
Leinen
Farben
Kombinationen
Chemische Reinigung
Imprägniermittel
„Knitterfrei“

Zimmerpflanzen

Ficus
Jucca-Palme
Hibiskus
Farn
Azalee
Efeu
Kakteen
Weihnachtsstern
Neoregelie
Bogenhanf
Lanzenrosette
Zierananas
Zierpfeffer
Zwergbanane
Orchidee
Kokospalme
Marante

Alltagsgifte

Aflatoxin
Amalgam
Asbest
Benzol
Brom
Carbendazim
Chlor
DDT
Dichlorfluanid
Dioxin
Formaldehyd
Furane
Glykole
Jod
Isocyanate
Kohlenmonoxid
Lindan
Latex
Osmium
Ozon
Pestizide
PCB
PCB-Mix Polychlorierte Biphenyle
PCP Pentachlorphenol
Pyrethroide
PVC Polyvinylchloridacetat
Propylalkohol
Radon
TBZ Tributylzinnoxid
Trichlorethylen
Toluol
Wismut
Wolfram
Xylol
Zirkonium

Metalle

Aluminium
Arsen
Beryllium
Blei
Bor
Cadmium
Cäsium
Chrom
Eisen
Gallium
Gold
Indium
Iridium
Kobalt
Kupfer
Magnesium
Mangan
Molybdän
Natrium
Nickel
Osmium
Palladium
Platin
Quecksilber
Rubidium
Selen
Silber
Tantal
Titan
Thallium
Vanadium
Zinn
Zink

Impfungen

Pocken
Polio
Tetanus
Diphtherie
Keuchhusten
Röteln
Mumps
Masern
Hepatitis
Grippe
FSME
Gelbfieber
Cholera
Typhus
Tollwut

Zahnherde

Parodontitis/ -ose
Kieferostitis
Gingivitis
Wurzelbehandelter Zahn
Zahnwurzelgranulom
Pulpitis
Weisheitszahn, verlagert im Knochen

Dentalmaterialien

Acrylat
Autoacrylat
Vinylpolymerisat
Zahngold
Kupferamalgam
Silberamalgam
Chrom-Kobalt-Molybdän-Legierung
Quecksilber
Palladium-Silber-Legierung
Palladium-Kupfer-Legierung
Zinkoxid
Phosphat-Zement
Carboxylat-Zement,
Zirkonoxid (Implantate,
Kronen und Brücken)
Titan (Implantate,
Kronen und Brücken)
Goldlegierung (enthält Platin)
Goldsparlegierung (hoher Palladiumanteil)
Biogoldlegierung (geringer Palladiumanteil)

Medikamente

Abführmittel
Antibiotikum
Schlafmittel
Beruhigungsmittel
Narkosemittel
Schmerzmittel
D-Fluoretten
Cortison
Anti-Depressiva
Kontrastmittel
Anti-Baby-Pille
Jodtabletten
Aspirin
Thyroxin
Hormone

Pollenflugkalender[35]

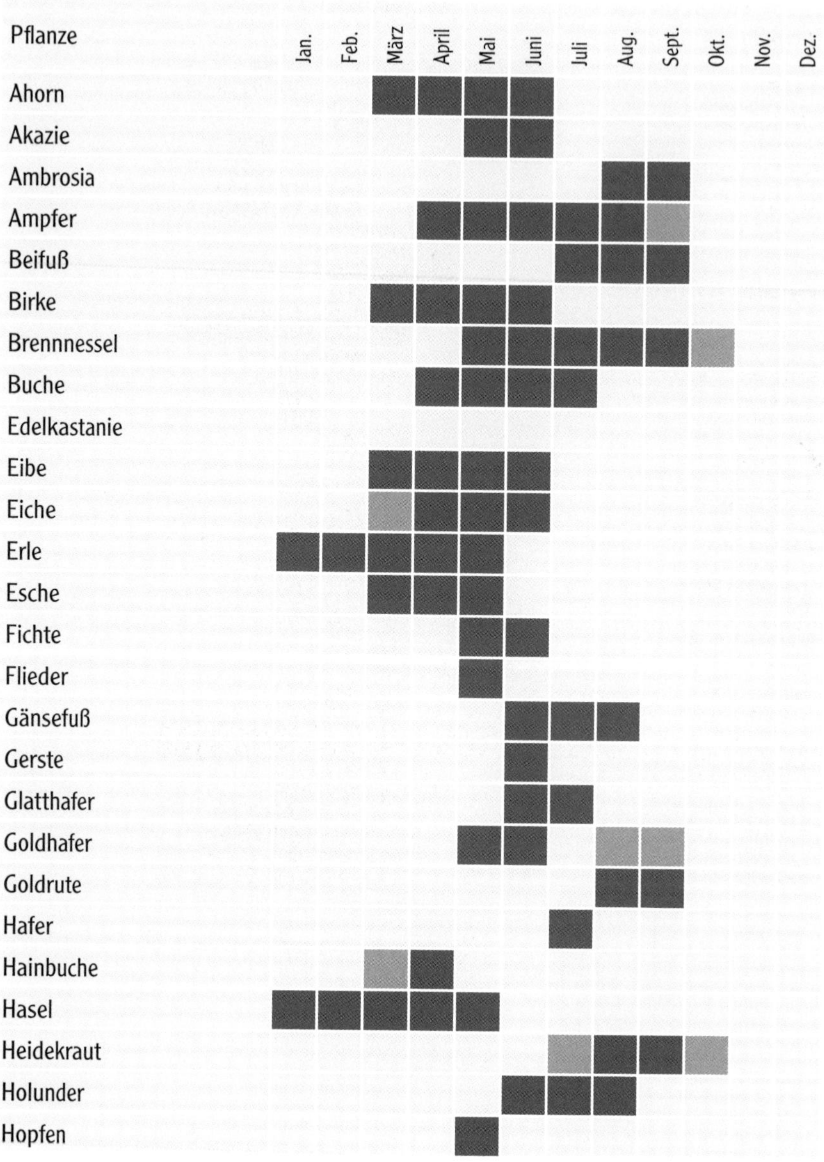

35 von Alvina M. Kreipl

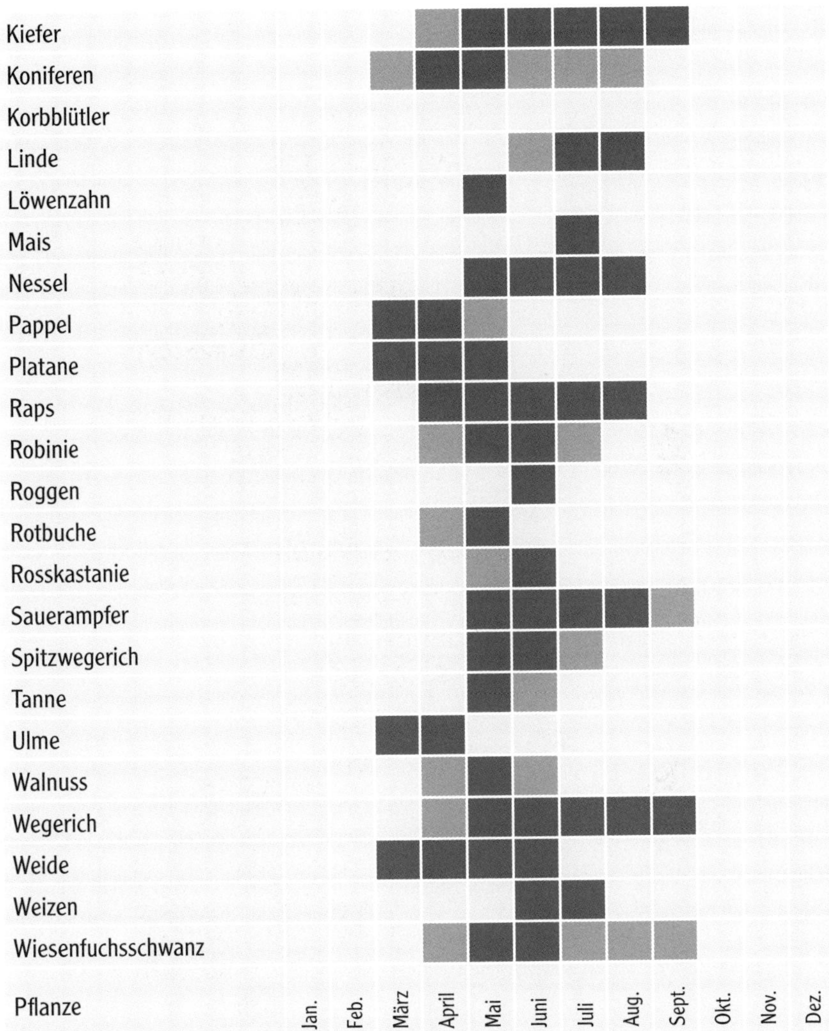
Kiefer
Koniferen
Korbblütler
Linde
Löwenzahn
Mais
Nessel
Pappel
Platane
Raps
Robinie
Roggen
Rotbuche
Rosskastanie
Sauerampfer
Spitzwegerich
Tanne
Ulme
Walnuss
Wegerich
Weide
Weizen
Wiesenfuchsschwanz
Pflanze
Jan.
Feb.
März
April
Mai
Juni
Juli
Aug.
Sept.
Okt.
Nov.
Dez.

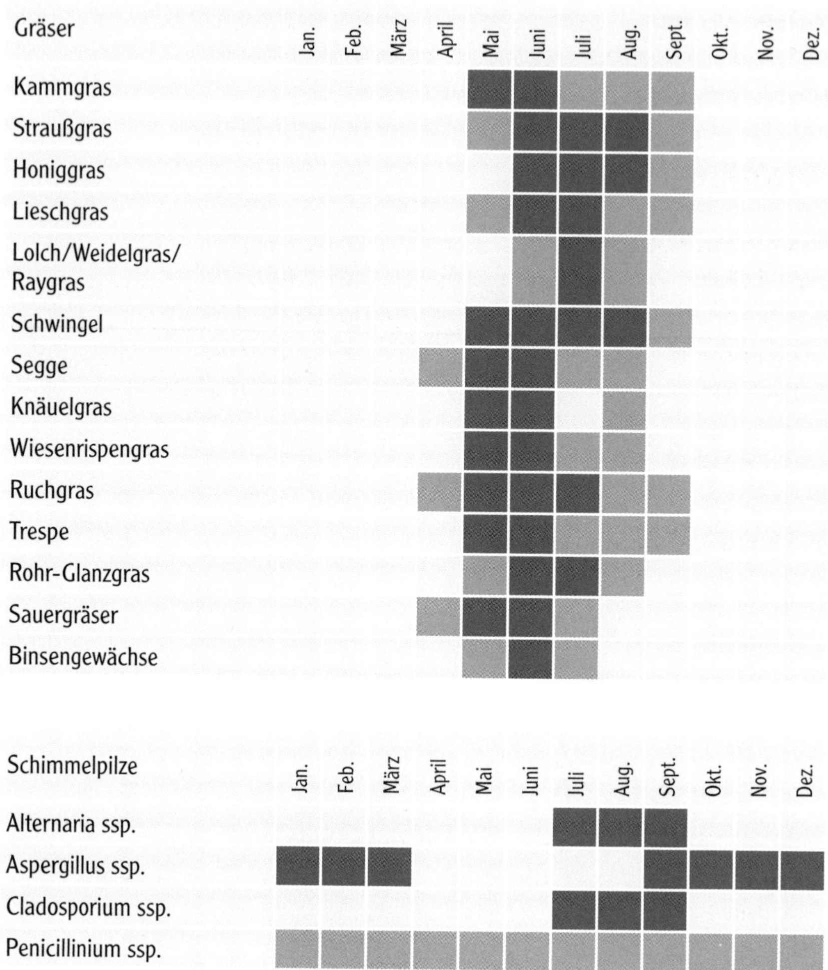

Schimmelpilze

Schimmelpilze bestehen aus einem Geflecht mikroskopisch kleiner Fäden und bilden zur Vermehrung Sporen aus. Ähnlich dem Pollenflug bei Pflanzen gibt es bei den Pilzen den Sporenflug. Die Sporen sowie Bruchstücke des Pilzgeflechtes gelangen über die Luft in unsere Atemwege. Dort setzen sie Substanzen frei, die beim Allergiker eine heftige allergische Reaktion auslösen können. Vor allem die Sporen der Pilzgattungen Alternaria, Aspergillus, Cladosporium, und Penicillium sind als Allergieauslöser bekannt.

Kreuzallergien

Bestimmte Pollenallergien stehen in Zusammenhang mit Lebensmittelallergien. Es handelt sich hier um eine Kreuzreaktion. Ursache sind Substanzen, die in bestimmten Lebensmitteln enthalten sind und die eine Verwandtschaft mit den Allergieauslösern von Pollen aufweisen.

Bei den Pollen des Haselnussstrauches und den Haselnüssen ist die Verwandtschaftsbeziehung offensichtlich. Weniger bekannt sind folgende Kreuzallergien:

Pollen	**Nahrungsmittel**		
Baumpollen (z.B. Birke, Hasel)	Apfel Birne Zwetschge Kirsche Pfirsich	Mandel Walnuss Haselnuss Kiwi	Litchi Avocado Sellerie Gewürze
Kräuterpollen (z.B. Beifuß)	Sellerie Chilipfeffer Paprika Tomaten Karotten	Artischocke Estragon Kamille Wermut Löwenzahn	Pfeffer Ingwer Zimt Melone Gurke
Gräser- und Getreidepollen	Soja Erbse	Erdnuss	Getreide-Mehle

Protozoen

Acanthamoeba
Balantidium coli
Dientamoeba fragilis
Endolimax nana
Entamoeba coli
Entamoeba hartmanni
Giardia intestinalis
Giardia lamblia
Isospora belli
Jodamoeba bütschlii
Leishmania braziliensis
Leishmania donovani
Leishmania major
Leishmania tropica
Naegleria fowleri
Plasmodium falciparum
Plasmodium malariae
Plasmodium ovale
Plasmodium vivax
Pneumocystis carinii
Sarcocystis bovihomins
Sarcocystis Suihomins
Trichomonas vaginalis
Trypanosoma brucei gambiense
Trypanosoma brucei rhodesiense
Trypanosoma cruzi

Würmer/Parasiten

Zestoden (Bandwürmer)

Echinococcus granulosus (Kleiner Hundebandwurm)
Cyclophyllidea
Taenia saginata (Rinderbandwurm)
Diphyllobotrium latum (Fischbandwurm)
Echinococcus multilocularis (Fuchsbandwurm)
Hymenolepis nana (Zwergbandwurm)
Taenia solium (Schweinebandwurm)
Dipylidium Scolex (Gurkenkernbandwurm)
Taenia scolex (Bandwurm Vorstadium)

Trematoden (Saugwürmer)

Fasciola Cercaria
Schistosoma Haematobium
Schistosoma Mansoni Cercariae (Pärchenegel)
Schistosoma Mansoni Miracida
Schistosoma Japonicum

Paragonimus (Lungenegel)
Clonorchis sinensis
Fasciolopsis buski (Großer Darmegel)
Fasciola hepatica (Großer Leberegel)
Fasciola hepatica Eier
Anisakis spezies (Heringswurm)
Opisthorchiasis felineus (Kleiner Leberegel)
Eurytrema Pankreatikum (Pankreasegel)

Nematoden (Darmwürmer)

Necator Americanus Eier (Hakenwurm)
Enterobius vermicularis (Kindermadenwurm)
Ancylostoma caninum (Hakenwurm, oft bei Colitis)
Ancylostoma Eier
Filarioideae (Fadenwürmer)
Trichuris trichiura (Peitschenwurm)
Trichuris trichiura Eier
Ascaris (Spulwurm)
Oxyuris (Madenwurm/Darmparasit)

Gewebewürmer

Onchocerca volvulus (Knäuelfilarie)
Trichinella spiralis (Fadenwurm)
Trichinella spiralis Eier
Trichinella spiralis Larvenzysten

Verschiedene Parasiten

Toxocara canis (Hundespulwurm)
Xenopsylla cheopsis (Rattenfloh)
Cimex (Wanze)
Dicrocoelium dendriticum
Hymenolepsis nana
Loa Loa
Opisthorchis felineus
Pediculus humanus capitis (Kopflaus)
Pseudophyllidea
Strongyloides stercoralis
Wuchereria bancrofti

Pilze

Aspergillus (Schimmelpilz)

Aspergillus bouffradi
Aspergillus flavus
Aspergillus fumigatus
Aspergillus nidulans
Aspergillus niger

Candida (Pilz im Verdauungstrakt)

Candida albicans
Candida glabrata
Candida kefir
Candida parapsilosis
Candida tropicalis
Candida guilliermondii
Candida krusei
Candida pseudotropicalis
Candida pulcherrima
Candida robusta
Candida rugosa

Candida stellatoidea
Candida zeytanoides

Mucoraceae

Absidia (in Staub und Erde)
Mucor (Milchprodukte, faulende Früchte, Gemüse, Getreide)
Rhizopus (Brotschimmel)

Verschiedene Pilze

Allescheria boydii
Blastomyces dermatitidis
Cladisporium carrionii
Coccidioides immitis
Dermatophyten
Histoplasma capsulatum
Madurella grisea
Madurella mycetomi
Paracoccidioides brasiliensis
Phialophora verrucosa
Penicillium

PraNeoHom Lehrbücher und Fachbücher von Layena Bassols Rheinfelder

Aus dem Grundlagenwerk der sieben Lehrbücher werden Fachbücher, die zwischen 2015 und 2021 erscheinen. Diese Fachbücher sind eine Überarbeitung der Lehrbücher mit vielen Erweiterungen und Aktualisierungen. Sie führen Schritt für Schritt in die PraNeo-Hom Methode ein. Die praktische Anwendung wird in den PraNeo-Hom Seminaren vermittelt. Informationen zu den Seminare und Bestellung der Bücher über www.praneohom.de

Gesund mit Wasser und Zeichen (Fachbuch)
Die Zeichen von Erich Körbler, Testen mit Einhandrute, Wasserübertragung, Zahlreiche Erfahrungsberichte
ISBN 978-3-940089-16-8, Preis 19,80 €, 2. Auflage 2019

Gesund mit Zeichen auf Akupunkturpunkten (Fachbuch)
Energie- und Hormonbalance, TCM, Fünf Elementen Lehre, Narben, Bioidentische Hormone
ISBN 978-3-940089-14-4, Preis 19,80 €, 2. Auflage 2017

Gesunde Entgiftung mit Zeichen (Fachbuch)
Allergien, Unverträglichkeiten, Mykosen, Amalgam, Umweltgifte, Zahnmeridian, Vegane Ernährungsweise
ISBN 978-3-940089-13-7, Preis 19,80 €, 3. Auflage 2019

PraNeoHom Lehrbuch Band 5 – Psychomeridian, Chakra-Balance und -Harmonisierung, Schamanische Aura-Balance.
ISBN 978-3-940089-04-5, Preis 17,80 €, 3. Auflage

PraNeoHom Lehrbuch Band 6 – Erfahrungen aus der Praxis und Fallbeispiele, Emotional Release und Nachnährung, Einfühlsames Zuhören
ISBN 978-3-940089-05-2, Preis 17,80 €, 2. Auflage

PraNeoHom Lehrbuch Band 7 – Krankheitsbilder, Berater/Therapeut im Vergleich.
ISBN 978-3-940089-06-9, Preis 17,80 €, 2. Auflage

Erscheinung voraussichtlich ab 2020:

Trauma-Auflösung mit Zeichen (Fachbuch)
Seelengesundheit mit Zeichen
Psychomeridian, Glaubenssätze, Chacra- und Aurabalance, Emotional Release
Relaunch von Teilen der PraNeoHom Lehrbücher Band 4, 5 und 6
ISBN 978-3-940089-15-X, Preis 19,80 €

Erscheinung voraussichtlich ab 2021:

Gesundes Wohnen mit Zeichen (Fachbuch)
Endlich wieder gut schlafen!
Elektrosmog, Geopathie, Räume energetisch reinigen, Töne, Farben
Relaunch von Teilen der PraNeoHom Lehrbücher Band 1 und 4
ISBN 978-3-940089-17-5, Preis 19,80 €

Gesunde Tiere mit Zeichen (Fachbuch)
ISBN 978-3-940089-19-9, Preis 19,80 €

Quellenverzeichnis

„Mykosen – Ursachen und natürliche Behandlung von Pilzerkrankungen" von Christine Heideklang, Knaur Verlag ISBN N 3-426-76111-4

„Gifte im Alltag" von Max Daunderer, Verlag C.H. Beck ISBN 3-406-42095-8

„An jedem Zahn hängt immer auch ein ganzer Mensch" von Dr.med.dent. Dirk Schreckenbach, Verlag ProSanitas ISBN 3-00-011929-9

„Zahngeflüster®, die Zähne, Spiegelbild deiner Seele" von Dr. med. dent. Dirk Schreckenbach, ISBN 978-3-9810827-5-3

„Heilige Orte schaffen mit Feng Shui" von Karen Kingston, Lotos-Verlag, ISBN 9-783778-780251

„Umweltkrankheiten natürlich behandeln" von Hl. Hildegard, Pattloch Verlag, ISBN 3-269-00882-8

„Kursbuch Umweltgifte" von Susanne Kammerer, Heyne-Verlag ISBN 3-453-09372-0

„Angewandte Umweltmedizin" von Claus Schulte-Uebbing, Sonntag-Verlag, ISBN 3-87758-099-8

„Umweltbedingte Frauenkrankheiten" von Claus Schulte-Uebbing, Sonntag-Verlag, ISBN 3-87758-094-7

„Neue Chemie in Lebensmittel" Herausgeber Katalyse Institut für angewandte Umweltforschung, Verlag Zweitausendeins, ISBN 3-86150-119-8

„Immun mit kolloidalem Silber" von Josef Pies, VAK Verlag, ISBN 3-935767-13-7

„Gefahrstoffe 2000 mit aktuellen Grenzwerten" von der Berufsgenossenschaft für Gesundheitsdienst und Wohlfahrtspflege BGW ISBN 3-89869-039-3

„Was bedeuten die E-Nummern? Lebensmittel-Zusatzstoffe" von der Verbraucher Zentrale ISBN 3-922940-15-3

„EM, Fantastische Erfolge mit Effektiven Mikroorganismen" von Franz-Peter Mau, Goldmann Verlag, ISBN 3-442-14227-X

„China Study", T. Colin Campbell und Thomas M. Campbell, ISBN 978-3-86401-001-9

„Peace Food", Rüdiger Dahlke, ISBN 978-3-8338-2286-5

Bezugsquellen

Chlorella, Bärlauch und Koriander sind Nahrungsergänzungsmittel und können somit direkt beim Hersteller zu einem günstigeren Preis bestellt und von Praktikern und Therapeuten wiederverkauft werden.

Biokin GmbH, Jürgen & Gudrun Bayer, Hafenreuter Str. 2, 86687 Kaisheim/ Leitheim, Tel. 09097 . 969 274, Fax 09097 . 969 275, info@biokin.de, www.biokin-chlorella.com

Nestmann + Co: 96199 Zapfendorf/ Bamberg, Weiherweg 17, Tel: 09547/ 92210 Fax: 215

Institut für Neurobiologie nach Dr. Klinghardt GmbH: 79112 Waltershofen, Im Moos 13, Tel: 07665/ 9324711, Baumgartner@ink.ag

Alcea GmbH Alfred-Nobel-Str. 5, 50226 Frechen, Tel. 02234-93341-0, E-Mail: info@Alcea.info, www.Alcea.info (Pflanzentinkturen)

Mycohaem schweiz / Haefeli, Alpenstrasse 16, CH-6300 Zug / Schweiz, www.mycohaem.ch, Blutmykosentest

Puravita Naturwaren, Dr. Markus Schmid, 82266 Inning, Tel. 08143-959501, www.puravita.de